Historia de la cirugía asturiana

Historia de la cirugía asturiana

Enrique Martínez Rodríguez
Catedrático emérito de Cirugía
Universidad de Oviedo

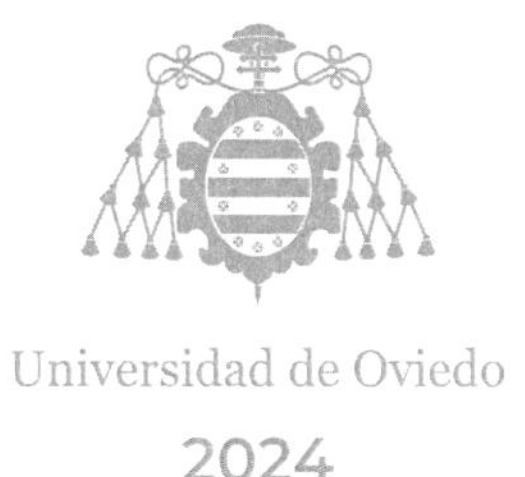

Universidad de Oviedo
2024

Ediciones de la Universidad de Oviedo

Servicio de Publicaciones de la Universidad de Oviedo

ISNI: 0000 0004 8513 7929

Campus de Humanidades. Edificio de Servicios

33011 Oviedo (Asturias)

Tel. 985 10 95 03

https://publicaciones.uniovi.es/

servipub@uniovi.es

Este libro ha sido aprobado por la Comisión de Publicaciones de acuerdo con el Reglamento del Servicio de Publicaciones de la Universidad de Oviedo.

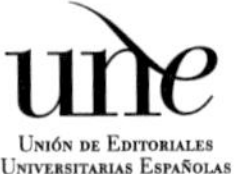

Esta Editorial es miembro de la UNE, lo que garantiza la difusión y comercialización de sus publicaciones a nivel nacional e internacional.

ISBN: 978-84-10135-06-2

DL AS 130-2024

Imprime: Servicio de Publicaciones. Universidad de Oviedo

A mi familia

Índice

Prólogo

El propósito del profesor Dr. D. Enrique Martínez Rodríguez, al ofrecernos este magnífico libro, es darnos a conocer lo que hicieron los cirujanos asturianos que nos antecedieron, y la repercusión que sus saberes y habilidades han tenido a lo largo de la historia de la medicina asturiana, lo que permite comprender mejor lo que hacemos en la actualidad.

El contenido del libro parte de los antecedentes más remotos de la cirugía en el Principado, pasando por el «apagón» de la Edad Media, periodo en el que el autor hace mención explícita de la proliferación de hospitales en nuestra región. Pasa después a considerar el resurgir de los cirujanos en el Renacimiento y la evolución que experimentaron los maestros sangradores en los siguientes siglos, en los que cada vez se interesaron más por los aspectos clínicos de los pacientes que operaban y que propiciaron la creación de la primera Facultad de Medicina de Oviedo (1786).

Culmina la obra, resaltando los conocimientos adquiridos por los cirujanos que nos antecedieron y que han dado lugar al perfil del cirujano actual, que investiga, innova, escribe y enseña la ciencia y el arte de la cirugía en cualquiera de sus especialidades.

Para terminar, quiero reconocer y felicitar al Dr. Enrique Martínez Rodríguez su labor incansable como catedrático, jefe de servicio y académico de número de la Real Academia de Medicina y Cirugía del Principado de Asturias, por sus dotes pedagógicas, calidad humana y generosidad, y por dejarnos este importante legado.

Juan Sebastián López-Arranz y Arranz

Catedrático emérito de la
Universidad de Oviedo

Vicepresidente de la Real
Academia de Medicina y
Cirugía del Principado de Asturias

Agradecimientos

Vaya antes que nada mi profundo agradecimiento al profesor Juan Sebastián López-Arranz y Arranz por su amabilidad al aceptar prologar esta obra que sale reforzada por su gran autoridad personal y profesional. Gracias también a la Universidad de Oviedo por amparar y sufragar generosamente la edición tan bien cuidada, como es costumbre, por su Servicio de Publicaciones.

No pueden caer en el olvido los centros y maestros que a lo largo de mi vida han ido contribuyendo a mi formación como persona y como profesional; en aras de la brevedad solo citaré a los relacionados en mayor o menor grado con la cirugía: profesores y doctores José Manuel Antuña, Bernardo Mauro y Luis Estrada en Oviedo; Enrique Moreno en Madrid; los hermanos Henri y Jean Claude Sarles en Marsella; y Bruno Salvadori en Milán. También debo gratitud a los compañeros de todos los niveles jerárquicos de los distintos centros en que he desarrollado mi actividad, así como a los miembros de las instituciones académicas de las que formo parte: Real Academia de Medicina y Cirugía del Principado de Asturias y Real Instituto de Estudios Asturianos; de todos ellos he aprendido tantas cosas que sería imposible plasmarlo en unas pocas palabras. Deseo dedicar un recuerdo especial al profesor José María Beltrán de Heredia y Onís, catedrático de Patología Quirúrgica de la Facultad de Medicina de Valladolid, que imprimió en mí un estilo docente que nunca he abandonado.

Los alumnos de tantas promociones de la Facultad de Medicina de Oviedo y los médicos residentes de la especialidad, con su legítima exigencia, han constituido el mayor acicate para mantener un nivel asistencial, docente e investigador adecuado en los centros en que a lo largo de casi 50 años he ejercido la práctica quirúrgica y por ello merecen un especial reconocimiento. Los incontables pacientes que he asistido constituyen el único y supremo objetivo de la profesión médica; nunca será suficiente mi gratitud hacia ellos.

He contraído una deuda impagable con todas las entidades y personas que han aportado datos del carácter más diverso; son tan numerosos que prefiero eludir la cita nominal pero no puedo dejar de citar de forma expresa al recientemente fallecido profesor Justo García Sánchez, catedrático de Derecho Romano de la Universidad de Oviedo que, en su infatigable y laboriosa búsqueda por diversos archivos regionales y nacionales, ha tenido la amabilidad de proporcionarme todo lo que de paso encontraba referido a la cirugía. También quiero expresar mi gratitud a los cultivadores de la historia de la medicina asturiana, especialmente a los que han incidido en algún momento en la de la cirugía; entre ellos deseo recordar a los biógrafos médicos a los que he tenido que acudir constantemente. El Dr. Melquiades Cabal González publicó alrededor de medio millar de biografías de médicos asturianos y agradezco a su hijo, el Dr. Melquiades Cabal Estrada, su amabilidad por su permiso incondicional para utilizar la obra paterna. César Fernández Ruiz, Jesús Martínez, Joaquín Fernández y, más recientemente, Venancio Martínez han hecho y hacen una gran labor medicobiográfica; a los «fundadores» de la Cátedra de Historia de la Medicina de la Universidad de Oviedo, los profesores Delfín García Guerra y Víctor Álvarez Antuña, y al que personalmente considero el «padre» de la historia de la medicina asturiana, el Dr. José Ramón Tolivar Faes. Finalmente, gracias a mi familia que ha soportado tantas desatenciones impuestas por la entrega a este cometido.

A todos, muchas gracias.

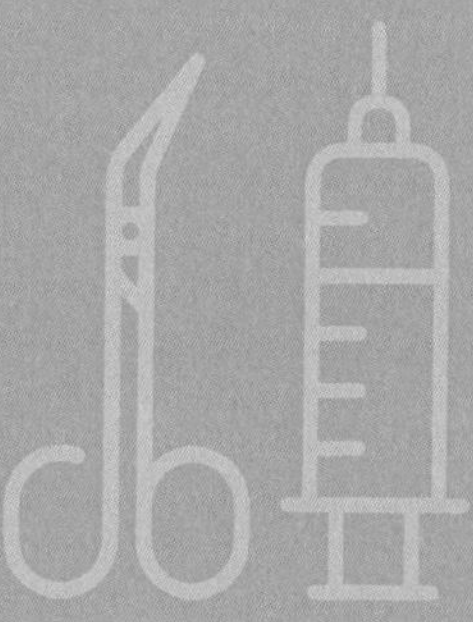

Introducción y justificación

En Asturias existen abundantes publicaciones referidas a la historia de la medicina en general y a la de sus especialidades. Pero en el ámbito específico de la cirugía, si bien abundan asimismo publicaciones de diversa índole sobre aspectos históricos de esta rama médica, se carece de una obra de conjunto que obedezca al título genérico de *Historia de la cirugía asturiana*. El cometido que nos proponemos en este libro es precisamente llenar este hueco tratando de compendiar en una sola obra todo lo relacionado con los avatares que a lo largo de los tiempos han ido modulando la historia de esta importante rama del quehacer médico en nuestra región, desde los tiempos remotos hasta el momento actual. Sin embargo, es preciso aclarar que lo que merece ser narrado se inicia, y lo hace débilmente, en la Edad Media, ya que la documentación de todo tipo anterior a esta etapa histórica es tan escasa que solamente puede ser tratado de manera sucinta.

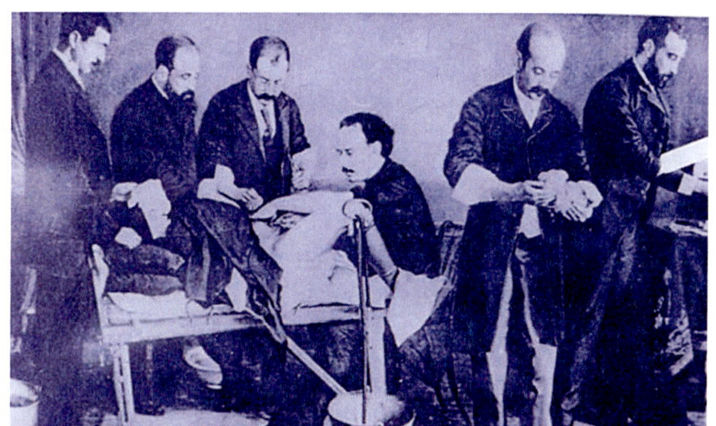

Operación quirúrgica en 1891: el pasado

No es tarea fácil. En primer lugar, porque el concepto de *cirugía* ha ido variando sustancialmente a lo largo de la historia. En segundo lugar, porque la sistemática a seguir puede contemplarse desde ángulos muy distintos en cada periodo histórico, amén del obligado criterio cronológico: saberes empíricos o científicos, trasmisión de dichos saberes, evolución y desarrollo de las distintas especialidades, profesionales ejercientes, ámbito geográfico, avances tecnológicos, etcétera. En concordancia con estas premisas tomaremos como base, en un primer escalón, la que determinan los periodos históricos convencionales y en cada uno de ellos no seguiremos un esquema rígido, sino que se tratará según el peso de cada una de las variables antedichas señalando que se pondrá mayor énfasis en los aspectos científicos, sociales y humanos que en los estrictamente técnicos. Es importante aclarar que pretendemos describir los principales hechos acaecidos en cada periodo histórico y sus protagonistas, pero declinamos mencionar de forma exhaustiva a todos los cirujanos de cada época, muy numerosos (especialmente en los últimos tiempos) y, por otro lado, siempre sería posible alguna omisión involuntaria.

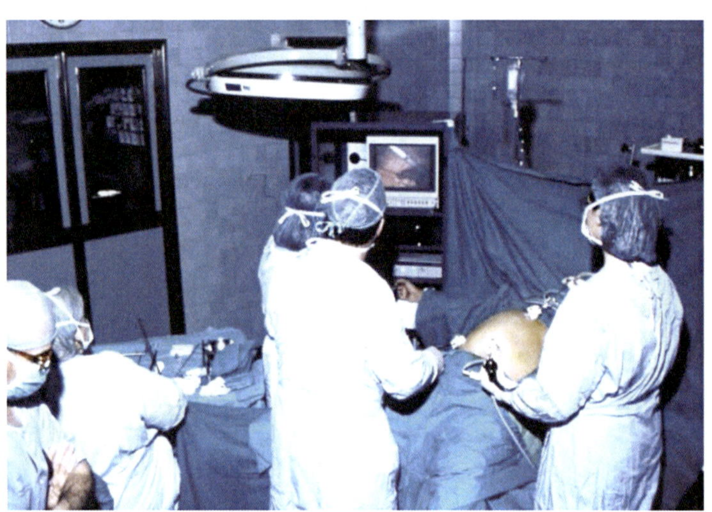

Cirugía laparoscópica en un hospital moderno: el presente

En cuanto a las especialidades que abarca, *sensu lato*, el término *cirugía*, nos ocuparemos de la cirugía general (hoy oficialmente denominada *cirugía general y del aparato digestivo*) que constituye el tronco original del que se han ido desprendiendo las ramas de las demás especialidades quirúrgicas: cirugía ortopédica y traumatología, urología, neurocirugía, cirugía tóraco-pulmonar, cirugía cardiaca, cirugía vascular, cirugía plástica, cirugía maxilofacial, cirugía pediátrica, y las llamadas especialidades médico-quirúrgicas que incluyen tanto la parte médica como la quirúrgica en su ámbito de actuación: oftalmología, otorrinolaringología (en adelante ORL) y ginecología-obstetricia. Estas tres últimas especialidades han sido las primeras en adquirir entidad propia y solamente nos ocuparemos de ellas de forma compendiada y en cuanto a los procedimientos quirúrgicos que hayan significado avances importantes en la cirugía como quehacer común. No incluimos la tocología sin práctica quirúrgica, la estomatología, ni la ahora denominada *dermatología médico-quirúrgica* que no se consideran especialidades quirúrgicas. En todo caso, los límites siempre son imprecisos pues los avances tecnológicos imprimen desplazamientos de técnicas entre especialidades como ocurre con algunas tradicionalmente no quirúrgicas que actualmente asumen procedimientos hasta hace poco tiempo considerados exclusivos de la cirugía; un claro ejemplo es la moderna radiología intervencionista.

No solamente han cambiado de especialidad las técnicas; también algunas enfermedades tradicionalmente quirúrgicas han dejado de serlo total o parcialmente gracias a los avances farmacológicos como, ejemplo demostrativo, el tratamiento de la úlcera péptica. Por otra parte, no debe olvidarse que la división siempre es convencional pues todas convergen a un único objetivo: resolver problemas del individuo enfermo teniendo en cuenta que *individuo* significa precisamente eso: indivisible.

Una importante consideración previa viene impuesta por la respuesta a la cuestión: ¿hay contenidos suficientes en la cirugía practicada en Asturias que justifiquen escribir su historia?: la respuesta es rotundamente afirmativa, a lo que añadiremos que, además, ha habido momentos en la cirugía asturiana auténticamente apasionantes.

La justificación para acometer este reto, gigantesco para un simple aficionado a los estudios históricos, la fundamentamos en la larga trayectoria asistencial, docente e investigadora de la cirugía que hemos ejercido durante más de medio siglo, lo que nos permite echar una mirada hacia atrás y tener una perspectiva histórica de los principales acontecimientos que la han modulado, teniendo en cuenta que los grandes cambios acontecidos comienzan a mediados del siglo XIX y, sobre todo, se plasman a lo largo del siglo XX y lo trascurrido del siglo XXI.

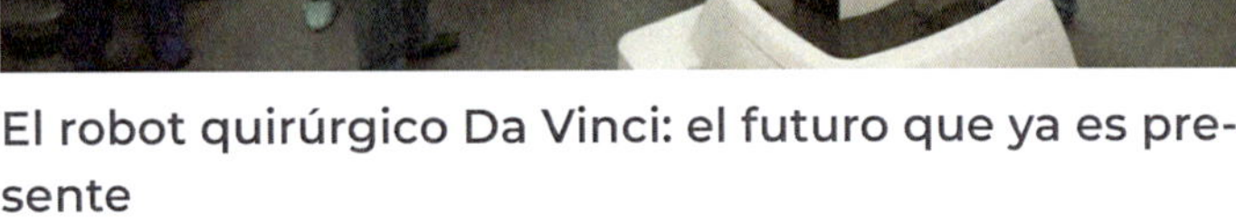

El robot quirúrgico Da Vinci: el futuro que ya es presente

Las fuentes de información son de índole diversa: material bibliográfico, trasmisión verbal de sucesos oídos de labios de cirujanos veteranos que los han vivido o escuchado de sus maestros, investigación personal de algunas épocas y personajes y, ¿por qué no? vivencias propias de algunos acontecimientos acaecidos en los últimos sesenta años que, aunque cronológicamente sea un periodo corto desde el punto de vista histórico, concentra lo más destacado de la evolución de la cirugía debido a los avances que discurren ahora de forma tan acelerada. Nos atrevemos a afirmar que la cirugía, estrictamente considerada como ciencia, arte y técnica que se apoya en la actividad manual, está agotada y que los grandes avances científicos y tecnológicos son los determinantes del progreso que constantemente la hacen avanzar.

Se trata, pues, de una obra de recopilación complementada con algún pequeño tinte de aportación personal y aclarando que el autor, lejos de ser historiador, no es más que un aficionado a hurgar en la historia de una especialidad ejercida y enseñada durante tantos años y que narra lo leído, lo escuchado y lo vivido. Por ello sometemos a la benevolencia del lector que sepa excusar cualquier error que no cumpliese fielmente con la metodología propia de un historiador.

Finalmente, la obra pretende ser también una especie de homenaje a los cirujanos que nos precedieron en esta región rememorando la sentencia que dejó escrita Bernard de Chartres en el siglo XII, y que a nuestro juicio nunca ha sido superada: «no somos más que enanos subidos a los hombros de un gigante y desde allí podemos ver lo que ve el gigante y un poco más». Sentencia tan afortunada que Newton la mencionaba con frecuencia lo que llevó incluso a adjudicarle su autoría, pero que él mismo ha dejado claro en múltiples ocasiones no ser su autor.

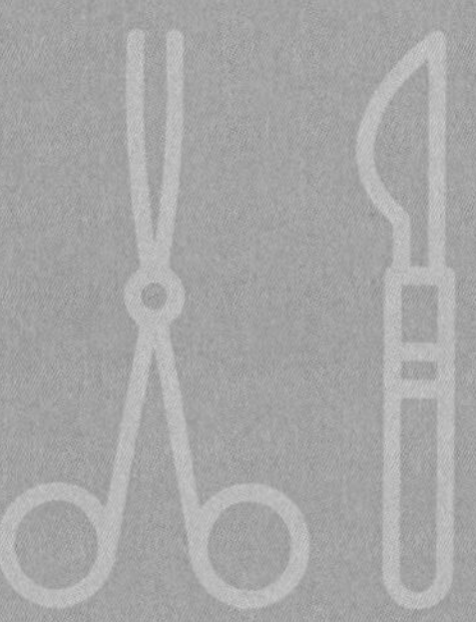

Primera parte

De los orígenes a los comienzos del siglo xx

Capítulo Primero

Los tiempos oscuros

Introducción

Englobamos bajo este título la etapa en que apenas encontramos referencias directas de algún tipo de actividad quirúrgica en nuestra región y que comprende la era prehistórica, la época castreña y la de la dominación romana. Anticipemos, siguiendo a Laín, que desde que el hombre aparece en el planeta son cuatro los modos de luchar contra la enfermedad: el espontáneo, basado en el instinto; el empírico, como resultado de la observación previa de acciones eficaces; el mágico, como consecuencia de la interpretación sobrenatural del mal sobrevenido; y el técnico, que es consecuencia de la aplicación de un conocimiento racional de la enfermedad.[1]

Etapa prehistórica

En este periodo la cirugía era muy rudimentaria y se limitaba a tres técnicas elementales: suturar heridas, empleando para ello los materiales más diversos (hilos de origen vegetal o animal o el curioso empleo de hormigas gigantes a las que una vez clavadas sus mandíbulas en los bordes de la herida se les cortaba la cabeza y ejercían a modo de grapas); inmovilizar fracturas con materiales variados según el lugar geográfico (arcillas, cortezas de árbol humedecidas y adaptadas a la extremidad fracturada, etcétera); finalmente, a cohibir hemorragias. Procedimientos estos que obedecían a reacciones instintivas cuando la relación causa-efecto era muy evidente, como ocurre con los traumatismos.

La trepanación craneal y la operación cesárea. Solamente se sale de aquellas actividades elementales la práctica de una técnica que no tenía significado terapéutico, sino mágico y ritual. Nos referimos a la trepanación craneal; se supone que el hombre primitivo buscaba con ella dar salida a los malos espíritus que le habían invadido. Cráneos trepanados se han hallado en yacimientos de casi todas las culturas prehistóricas, algunas todavía presentes ya que la prehistoria no puede entenderse con rigidez cronológica, sino que aún hoy persisten pueblos, ya muy pocos, en niveles culturales prehistóricos. En síntesis, que el estudio de la prehistoria se apoya tanto en la arqueología como en la etnología. Muchos de estos cráneos presentan reacción proliferativa en sus bordes, lo que certifica que estos individuos sobrevivieron a esta técnica realmente agresiva. Otra técnica avanzada que llegó a realizarse en algunas culturas protohistóricas en escasas ocasiones ha sido la operación cesárea, con resultados que suponemos mucho peores que los de la trepanación craneal.

La prehistoria en Asturias. Como es harto conocido, la región asturiana es muy rica en yacimientos prehistóricos; sin embargo, en ninguno de ellos se han encontrado restos o instrumentos que demuestren de forma objetiva y específica la práctica de las antedichas técnicas quirúrgicas. Lo que sí se ha hallado son instrumentos cortantes, agujas con ojal y algún otro utensilio que muy bien pudieran haber sido utilizados como instrumentos quirúrgicos además de su empleo en otras labores cotidianas. El único indicio, discutible, reside en el yacimiento conocido como *Molino de Gasparín* ubicado en la orilla del río Cabra en Bojes, parroquia de Noriega, municipio de Ribadedeva. En 1926 el jesuita padre Jesús Carballo y el médico de Colombres Jesús Álvarez Nava hallaron un sepulcro que contenía un esqueleto completo dispuesto en decúbito supino con el cráneo mirando hacia el lado derecho y con un orificio de trepanación en la región parietal izquierda. La época a que se atribuye este hallazgo es la que los historiadores denominan *Asturiense cantábrico* basándose para ello en otros componentes arqueológicos que acompañaban al cadáver. Desgraciadamente cuando se procedió a su extracción se desintegró totalmente como consecuencia de haber permanecido mucho tiempo en un ambiente elevadamente ácido, y solo disponemos del dibujo que hizo un sobrino del Dr. Álvarez Nava siguiendo las indicaciones del padre Carballo que por su autoridad científica lo hace creíble, pero que plantea problemas de rigor histórico al faltar la prueba documental[2] (fig. 1).

En yacimientos prehistóricos muy importantes en los que fueron hallados numerosos esqueletos como, citando algunos ejemplos, El Sidrón, las minas de cobre y cobalto del Aramo, la cueva de los Azules y otros más que omitimos para no hacer demasiado extensa la exposición, en ninguno de ellos los restos allí encontrados permiten conocer cómo era la actividad quirúrgica que sin duda debió de haberse realizado. Ni tampoco en los numerosos grabados rupestres tan importantes como los de las cuevas y abrigos de El Pindal, Candamo, Tito Bustillo, Peña Tú, etcétera.[3, 4, 5]

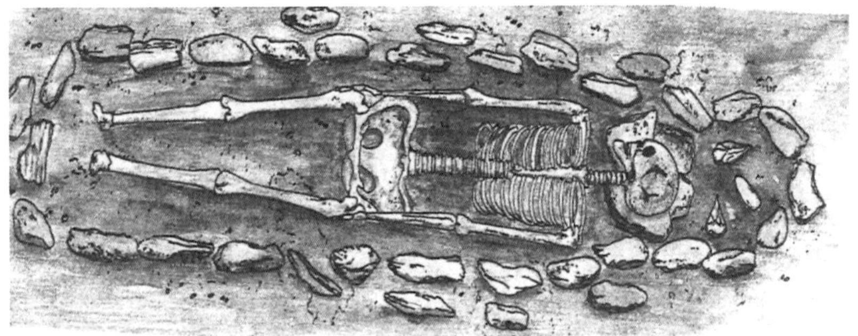

Figura 1. Esqueleto del Molino de Gasparín según el padre Carballo

La cultura castreña

El cuadrante noroeste de la península Ibérica ha sido asiento durante varios siglos de pueblos celtas que construían sus hábitats en la forma conocida como *castros*. Hay en Asturias multitud de asentamientos castreños, algunos muy bien conservados como, por ejemplo, Mohías, Coaña, Chao San Martín, San Luis y Pendia, por citar solamente los más significativos. No tenemos noticia de que en ninguno de ellos, entre los abundantísimos objetos recogidos por los arqueólogos, se hayan encontrado instrumentos o restos humanos que permitan ser relacionados de forma específica y directa con actuaciones quirúrgicas, ya que la asistencia a los enfermos parece que estaba encomendada de forma casi exclusiva a los hechiceros que empleaban ritos esotéricos habitualmente sin actuar sobre el cuerpo del paciente. Es verosímil que algunos de los instrumentos hallados (cuchillos, agujas) habrán sido empleados tanto en labores domésticas como quirúrgicas.[6]

La dominación romana

La cultura romana es hereditaria de la helénica, que a su vez es la cuna del conocimiento científico cumpliendo las tres exigencias que lo definen: exigencia metódica, exigencia sistemática y exigencia teorética. Es decir, la cirugía grecorromana ya responde a criterios científicos. Se han hallado instrumentos quirúrgicos sofisticados en yacimientos arqueológicos de todo el ámbito geográfico ocupado por los romanos, pero especial interés tienen los encontrados en las ruinas de Pompeya, que están muy bien conservados gracias a que las cenizas que los cubrieron evitaron la oxidación. Otros ejemplos, como los representados en los bajorrelieves de la columna de Trajano, testifican una cirugía que ya podría considerarse avanzada. En otras culturas históricas antiguas anteriores o coetáneas de la romana también era frecuente la representación gráfica de operaciones quirúrgicas por la importancia que se les concedía; ejemplos significativos serían: el templo de Kon Ombo en Egipto; en China los grabados del cirujano Hua To, pionero en el uso de la anestesia empleando para ello una mezcla de vino y extractos de plantas; o en la India antigua donde brilló el cirujano Susruta y su reconstrucción nasal conocida desde entonces como la *nariz india*. También han llegado a nuestros días instrumentos quirúrgicos como los tumis de la América precolombina.

En Asturias, las legiones romanas trajeron sus propios cirujanos (griegos, romanos, alejandrinos o bizantinos). Los cirujanos romanos disponían de material quirúrgico muy sofisticado y muy bien ordenado en cajas que contenían instrumentos cortantes, sierras, pinzas, objetos especiales como, por ejemplo, para batir la catarata o extraer puntas de flechas (la célebre cuchara de Diocles), apósitos y adhesivos (esparadrapo). Es asumible que en la primera fase de la romanización lo usarían exclusivamente los cirujanos militares y que lo utilizarían solamente con los legionarios. En las fases avanzadas de la romanización, con la creación de las *villae*, los nativos privilegiados ya tenían acceso a los avances de todo tipo de los invasores y se beneficiarían, entre otras ventajas, del uso del material quirúrgico. Pero no nos han dejado pruebas documentales, o son muy escasas, sobre esta práctica, diferentemente a lo que ocurre en otras áreas geográficas de la Hispania conquistada como, por ejemplo, Emérita Augusta (Mérida). Sí se dispone de reproducciones muy fieles de material quirúrgico romano en colecciones privadas. Así pues, se puede asumir que, durante la romanización precoz, ya que no disponemos de material documental original de la practicada por las legiones romanas, la cirugía popular seguía siendo muy rudimentaria y ejercida por curanderos, sangradores y otros seudocirujanos y que habitualmente tenía lugar en los domicilios de los pacientes. Sin embargo, en la romanización tardía la cirugía debió de estar al mismo nivel de la de los propios invasores.

Capítulo Segundo

La Edad Media

Introducción

De forma pragmática podemos situar este periodo histórico en el tiempo que transcurre entre los años 500 y 1500 de la era cristiana. En España viene determinado por la cultura visigótica, que nos ha legado joyas arquitectónicas de gran valor y, posteriormente, por la invasión y dominio árabes. En Asturias comenzamos a disponer de algún material documental relacionado con la práctica de la cirugía que nos va a permitir tener una idea solamente superficial de cómo se ejercía esta rama de la asistencia a los enfermos. Más bien, debido a la resistencia que la región opuso a la dominación árabe, no se benefició en la misma medida que el resto de España de su medicina que puede considerarse la más avanzada del mundo en aquel entonces. Recordemos al cirujano Abulcasis, de Córdoba, figura cumbre de la cirugía española en el entorno del año 1000. En todo caso, las menciones de que disponemos referidas a la práctica quirúrgica se basan sobre todo en las ejercidas por curanderos, hernistas, capadores y sangradores (pues la sangría estaba a la orden del día) y se llevaban a cabo en los domicilios de los pacientes. Hacia el final del Medievo aparece el primer nombre de un cirujano titulado ejerciente en Oviedo: Juan Díaz de Colunga.[7]

Medicina monástica

En esta época ocurre un hecho trascendental en la asistencia a los enfermos; en la Europa cristiana la medicina se ejercía, con contadas excepciones, por los monjes de los monasterios debido a la monopolización de la ciencia por la religiosidad imperante que interpretaba teológicamente todo lo cósmico y lo humano siendo esto motivo de un cierto atraso científico. Además, estaba prohibida la disección del cuerpo humano y era necesario extrapolar la ejecutada en animales, lo que suponía un conocimiento precario de la anatomía humana; el Papa Bonifacio VIII amenaza de excomunión «sobre aquellos que desenterraren o despedazaren los cuerpos muertos». La cirugía, que arrastraba desde tiempos remotos la separación de la medicina, era considerada de rango inferior y, por si fuera poco, una bula del Papa Inocencio III prohibía a los monjes el contacto con la sangre: «*Ecclesia Abhorret a Sanguine*». Este hecho condujo a que los barberos, que visitaban con frecuencia los monasterios para hacer la tonsura a los religiosos, aprendieran de ellos los métodos terapéuticos de carácter manual. Así pues, prolifera de forma muy rápida el colectivo de barberos-cirujanos que durará varios siglos. Excepciones a esta actitud filosófica serían la Escuela de Salerno y la de Montpellier; en esta última brillando, paradójicamente, la figura del clérigo Guy de Chauliac que introdujo técnicas tan avanzadas como la mastectomía, la tracción continua para el tratamiento de las fracturas o la formación reglada de cirujanos; también fue autor del mejor tratado de cirugía de la época, la *Chirurgia Magna*.

Hospitales medievales en Asturias

En nuestra región comienza la construcción de hospitales, pero es preciso aclarar que con un significado muy distinto al actual; su misión consistía en amparar a pobres, peregrinos y también a enfermos. En Asturias los primeros en ser construidos, citando solamente los mejor conocidos, son: en Oviedo el Hospital de San Nicolás, fundado por Alfonso II el Casto en 791 y situado en la actual calle de Cimadevilla; el de San Juan, donado por Alfonso VI y situado en el lugar que va desde el espacio que hoy ocupa el Hotel España hasta el edificio de Telefónica; el de la Balesquida, donación de Velasquita (Balesquida) Giráldez al gremio de los alfayates (sastres), construido en 1270 muy cerca de la conservada capilla; el de La Magdalena (siglo xv), en la calle del mismo nombre, que se ha restaurado conservando su fachada original, aunque con un, no muy afortunado, piso añadido (fig. 2).

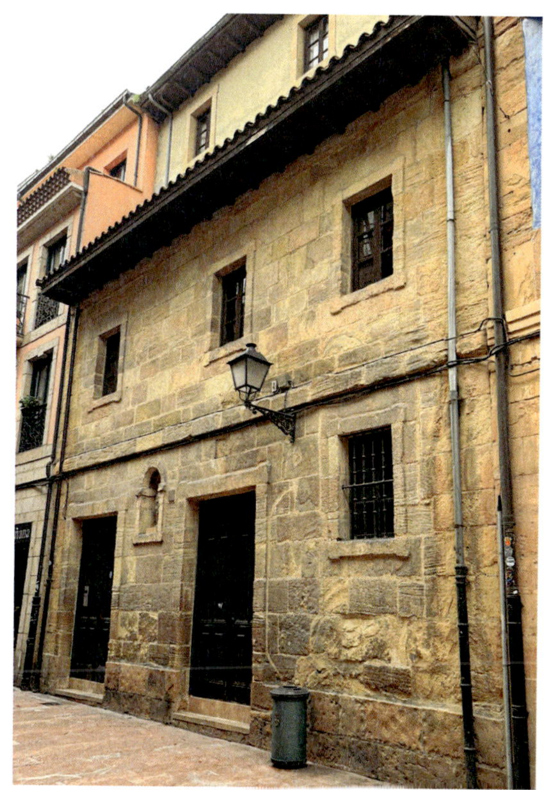

Figura 2. Fachada del Hospital de la Magdalena. Oviedo

Del Hospital de San Sebastián nos queda solamente la portada de su capilla aneja al actual Rectorado (fig. 3); no era, a pesar de su proximidad, el hospital de la Universidad que estaba en la calle Estanco de Atrás (hoy calle Caveda) en un edificio que tenía, según Canella, la siguiente inscripción: «Esta

Casa es de el ospital de la Unibersidad». Omitimos referencias a algún otro hospital por estar dedicados principalmente el asilo de peregrinos y a la acogida de pobres o por ser más confusa su historia.[8, 9, 10]

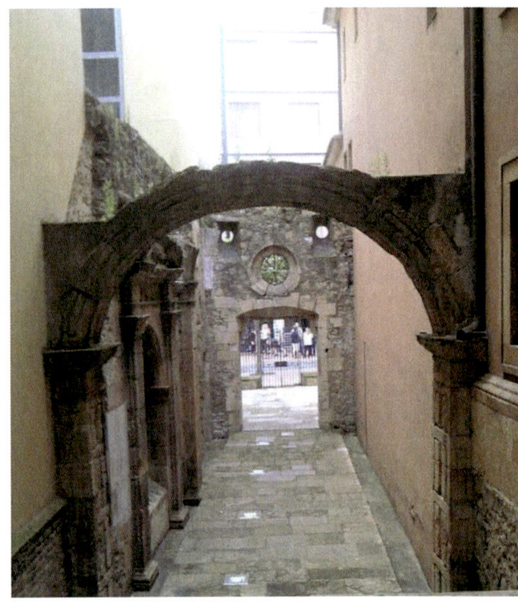

Figura 3. Portada de la capilla del Hospital de San Sebastián

En Gijón, la referencia más antigua de que disponemos es la del padre Risco que refiere que «en 1410 fue incendiado el hospital de Gijón que era aposentamiento de las Cortes»; esto ocurrió durante la revuelta del conde don Alfonso contra el rey don Enrique;[11] asimismo el «Espital de los Coraxios o peregrinos», derrumbado en 1548, hunde sus raíces en la Edad Media (después se llamó sucesivamente *de la Merced* y *de los Remedios*).[12] Se sabe que en el Avilés medieval existió un hospital de San Juan del que apenas hay noticia. En Luarca, Gonzalo González Rico funda un albergue y hospital para peregrinos y pobres en 1440.[13]

En otras zonas de la región, de forma especial jalonados a lo largo de los caminos de Santiago, proliferan asimismo numerosos hospitales; al margen, claro está, de las muchas leproserías o lazaretos que ya no tienen relación con la cirugía.

Los hospitales medievales estaban dirigidos por administradores y atendidos por hospitaleros que las más de las veces eran matrimonios que vivían en el propio hospital. Los cirujanos de estos establecimientos podían ejecutar técnicas que les indicaban los médicos (curas de heridas, sangrías, aplicación de ungüentos) y rara vez por iniciativa propia; tenían señalado un horario y unos emolumentos que marcaba el administrador.[8]

Algunos avances medievales

Son destacables la invención de la imprenta, que permitió una rápida difusión del conocimiento, y la fundación de las universidades como templos del estudio y de la ciencia: Bolonia, París, Montpellier y en España el llamado *Estudio General de Castilla* fundado en Palencia en 1212 para conmemorar la victoria de Las Navas de Tolosa; una universidad en toda regla, pero a la que le faltaba la bendición papal para ostentar este nombre que sí se adjudicó a Salamanca seis años más tarde. Los cirujanos formados en la universidad eran conocidos como *latinos* o *de toga larga* en contraposición a los no titulados que recibían el nombre de *romancistas* o *de toga corta*; tal denominación obedece a la lengua en que se habían formado. Asturias tuvo que esperar cerca de cuatro siglos para tener su propia universidad. En definitiva, el conocimiento de la historia de la cirugía medieval asturiana es muy limitado y hasta, en cierto modo, se podría decir confuso.

Capítulo Tercero

Los comienzos de la Modernidad: siglos XVI y XVII

Siglo XVI

Generalidades. Ocurre en este siglo uno de los acontecimientos más destacados en la historia de la medicina y de la cirugía. Desde el punto de vista filosófico se abandona la interpretación teológica exclusiva de todo lo concerniente a la ciencia y el hombre se coloca en el centro de la existencia (Humanismo). Como consecuencia inmediata se liberaliza la disección anatómica del cadáver, lo que supone un gigantesco avance de la anatomía y sería superfluo abundar en su repercusión sobre la práctica quirúrgica. No podemos dejar de mencionar al anatomista y cirujano Andrés Vesalio, belga de nacimiento, pero que trabajó un tiempo considerable en España como cirujano del emperador. Su magna obra *De Humani Corpore Fabrica*, editada en 1543, es auténticamente monumental. Pero la cirugía continuaba lastrada por las limitaciones impuestas por la «imposibilidad» de abordar las grandes cavidades, por el dolor, y por la frecuente infección postoperatoria. Habría que esperar hasta el XIX para vencer, siquiera parcialmente, estos obstáculos. Son muchos otros los acontecimientos históricos que han tenido lugar en el entorno de este siglo de los que destacaremos solamente el descubrimiento de América o el final de la Reconquista y sus enormes consecuencias, en especial para España. Pero limitémonos a Asturias y a lo que conocemos de la cirugía practicada durante ese periodo.

El XVI en Asturias. Se construyen otros dos hospitales importantes, el de Santiago (en terrenos cedidos por el de San Juan) y el de los Remedios, situado extramuros y en un principio dedicado a bubas (mal venéreo). Así pues, para entonces el cabildo catedralicio dispone de tres grandes hospitales que fusionados en su día darán lugar al primer hospital general de Oviedo, el Hospital-Convento de San Francisco. En 1513 el clérigo D. Pedro Solís, arcediano de Madrid, fundó en Avilés el Hospital Asilo de Peregrinos en la calle de Rivero del que hasta hace pocos años se conservó su portada.[12]

La cirugía asturiana en el XVI. En cuanto a los cirujanos el más antiguo del que se tiene noticia es maese Pedro (Pedro de Ribera) que era en realidad barbero-sangrador y estuvo toda su vida al servicio del cabildo; su hijo Toribio de Ribera fue maestro de capilla de la catedral. Su salario era tan exiguo que una vez jubilado llegó a pedir limosna para subsistir y falleció en 1585. Fue sustituido por Bartolomé García, que vivió hasta 1645. De la misma época son los barberos-sangradores Gonzalo Solís y Juan Gutiérrez de Huerga (o de Buelga), que había sido aprobado por el protomedicato. Otro cirujano que participó junto con el boticario Melchor de Olivares y el médico licenciado Almanza en la revisión de los medicamentos de las boticas fue Pedro Díez de Quintanilla.[14]

La decimoséptima ordenanza del corregidor Duarte de Acuña de 1594 regula el ejercicio sin título de los oficios de barbero, cirujano y ferrador:

> en los lugares del Principado que por su poco vecindario no exista cirujano que cure las heridas ni personas examinadas que lo ejerzan, no se proceda por los justicias contra quienes lo desempeñaran sin título en tiempo de necesidad, ni se les imponga pena alguna, si tales personas lo tuvieren por oficio y lo usaren como lo pueden usar las personas que en ello están examinadas.[15]

Siglo XVII

La Universidad de Oviedo. Un acontecimiento destacado de principios de este siglo es el comienzo de la actividad académica de la Universidad de Oviedo en 1608. Se inicia con cuatro cátedras: Artes, Teología, Cánones y Leyes, pero ninguna de medicina a pesar de la propuesta inicial que incluía una cátedra de Anatomía y dos de Medicina; habrá que esperar a 1786, año de creación de la primera Facultad de Medicina que, desafortunadamente, tuvo una corta duración de solo 20 años y que nuevamente tendría que esperar a 1968, año de fundación de la actual Facultad. Es importante reseñar, por la repercusión que tuvo en la cirugía de toda Europa, que en Francia, como consecuencia de la exitosa operación de una fístula perianal a Luis XIV practicada por el cirujano Charles Françoise Félix de Tassy el 18 de noviembre de 1676, la cirugía entra definitivamente en la universidad bien como parte de la Facultad de Medicina o como Escuela de Cirugía, pero con el mismo rango.

Cirujanos asturianos del XVII. El ya citado Juan Gutiérrez de Buelga prosigue su labor en el XVII, pues en 1617 contaba 40 años de edad. Es muy interesante la petición que el 8 de junio de este año hace el cirujano Diego Alonso del Caño ante el juez Lope de Miranda que recoge su escribano Gabriel González del Valle y lo hace de la siguiente forma:

> digo que soy examinado para curar hernias, heridas y enfermedades de piedra, y de diez años y mas tiempo a esta parte e usado y ejercido el arte de cirugía y practicadole en la compañía de Chistoval de Bazan y Juan Gutierrez de Buelga y Alonso de Casas vezino de la villa de Peñafiel cirujanos y examinados y aprobados en el arte de cirugía en cuya compañía e hecho por mi mano muchas curas tocantes al arte de cirugía y tengo suficiencia práctica y curso para usar y ejercer el dicho officio de cirujano...

Aporta como testigos al médico Martín Sánchez Raposo, al médico-cirujano Manuel de Quello, al propio Gutiérrez de Buelga, y a los boticarios Santos de Monterrey y Nicolás García.[16]

La dinastía de los Contreras. A Juan Gutiérrez de Buelga le sucede Abrahan Contreras, hombre muy paciente y modesto que sin llegar a tener el título de cirujano hace curas y sangrías en el Hospital de los Remedios con el salario de barbero. El siguiente de la saga es Andrés Contreras que renuncia en 1672 y es sustituido por su hijo Antonio Contreras que cesa en 1699 y es a su vez sucedido por su hijo Manuel, examinado de cirugía pero que ya pertenece al siglo siguiente. Antonio Contreras tiene dos hijos más que son médicos, Blas y José Andrés. El último de los Contreras es el médico José Contreras Piquero.[8] Contemporáneo de los Contreras es el cirujano y barbero Francisco de San Martín, vecino de Oviedo, que atendía los hospitales del cabildo y el Colegio de San Pedro.[8] El 15 de julio de 1647 pide a los capitulares «le hagan merced de que el rector del Colegio de San Pedro le tenga por tal barbero, atento que lleva tres años sirviendo al colegio». Fue sustituido por Antonio de Solís que le ganó en una votación por el sistema de bolas blancas y negras.[17]

Otros cirujanos del XVII en Asturias. La diputación asturiana del año 1663 toma un acuerdo por el que se conceden «trescientos reales de bellon a Josephe Menendez Cardeli, becino y cirujano de dicha billa (Gijón) por raçon de la cura y asistencia y medicinas que se hicieron a los soldados». Jerónimo de la Cruz es otro cirujano registrado en Gijón en 1673.[18]

En el Archivo Histórico de Asturias se conservan documentos acerca del cirujano Antonio de Rojas, que fue cofrade de Santa Ana en la parroquia de San Tirso y mayordomo de la cofradía desde diciembre de 1680, así como su testamento. Otro documento de 1679 cita al cirujano Antonio Suárez Pola sometido a juicio por difamación en el que fue sobreseído. Y uno más de 1681 menciona al cirujano Francisco Hevia arrendatario de una tienda en la calle del Sol. Omitimos otros detalles que no aportan datos importantes para la historia de la cirugía regional.[19]

Más interesante es la escritura de 13 de marzo de 1697 referida a un aprendiz de cirujano en Oviedo:

> ante mi escribano y testigos parecieron presentes Pedro Lopez maestro ciruxano y vezino desta ciudad de la una parte, y de la otra Antonia de Agones Baldes viuda de Juan Albarez maestro que fue ciruxano difunto y vezina del lugar de Udrio concejo de Grado e dixeron son conformes conbenidos y ajustados en que el dicho Pedro Lopez aya de enseñar dicho ofizio de ciruxano a Juan Antonio Albarez hijo lexitimo de la dicha Antonia de Agones y de dicho su marido para ello le a de rezibir en su casa y el susodicho a de asistir por tiempo y espazio de tres años siguientes a la fecha de esta escriptura...[20]

En Avilés, por el año 1678 trabajaba un cirujano llamado Esteban García Susacasa como figura en un libro antiguo recuperado titulado *Cirugía Universal* de Ivan Fragoso. Madrid 1666. Contiene el siguiente apunte manuscrito: «Soy de Esteban García Susacasa. Ciruxano y vecino de la villa de Avilés, Costole tres ducados en Madrid año de 1678».

En conclusión, de la cirugía asturiana del siglo XVII ya disponemos de numerosos documentos y se puede decir que lo característico de ese siglo es la presencia de muchos cirujanos barberos y escasos médicos-cirujanos; además, la fundación de la universidad, que no incluye cátedras de Medicina, supone en algún modo una frustración que no será corregida hasta el siglo siguiente y de forma fugaz. Sin embargo, el siglo XVIII que tratamos a continuación, se puede decir que ha sido muy rico en acontecimientos de todo tipo en cuanto a la historia de la cirugía.

Capítulo Cuarto

Cirugía asturiana del XVIII. La Ilustración

Introducción

Durante este siglo, también conocido como *Siglo de la Ilustración* y *Siglo de Las Luces*, suceden numerosos e importantes acontecimientos que tienen gran repercusión sobre el ejercicio de la cirugía. El movimiento de la Ilustración nace del empirismo del filósofo inglés John Locke y va a ser el germen de la Revolución francesa en las postrimerías de la centuria. En Alemania, Austria, Italia, Portugal y España se intenta frenar los impulsos revolucionarios por la adopción de importantes medidas sociales. Este movimiento es la respuesta que da la aristocracia al deseo de la burguesía de mejorar el bienestar y la cultura del pueblo llano, pero sin que este participe en las decisiones. Son clarificadoras expresiones como *despotismo ilustrado*, *revolución desde arriba* o *todo para el pueblo, pero sin el pueblo*.[21] En España, en el sentir de Sánchez-Blanco Parody, no es precisamente con Carlos III, el «rey Ilustrado», con quien se generaliza y protege el movimiento iluminista sino, sobre todo, con Fernando VI.[22]

Cirugía en Asturias en la primera mitad del XVIII

Además de los ya citados Francisco San Martín y la saga de los Contreras, en Oviedo ejercieron en este medio siglo Felipe Suárez, Francisco Iglesia, Juan Carrio, Toribio Hevia Falcón, Benito Barreales, Cipriano Moñiz (o Muñiz), Ignacio Cifuentes, José Fernández Ramos, José Díaz Estébanez y Pedro Cecilio Marín.[23] De este último disponemos de una descripción detallada de una intervención practicada a una paciente de Gaspar Casal que le tenía por su cirujano de confianza:

> A una doncella de diez y ocho años, hija de Antonio Morán, el Zapatero, que vive en la calle del Rosal, no lejos de la capilla de Santa Susana, se formó un tumor medianamente ancho y poco acuminado, no profundo, si como subcutáneo, en el vacío izquierdo del vientre, que distaba tanto (dedo más o menos) de la región epigástrica de aquel lado, como de la hipogástrica. Sentía algunos dolores, punzadas, y molestias. Asistíala D. Pedro Marín, cirujano hábil, práctico y prudente, quien hizo, que me llamasen para romperlo en mi presencia, por tener bien reconocido que no era hernia, y que la materia que contenía estaba fluida. Abriólo con arte, y hallamos en él un líquido seroso de mal olor, y seis lombrices teretes algo más largas, que un palmo. Las musculares fibras, que hecha la incisión, se registraban, no estaban de buen color, ni figura, sí como renegridas, y majadas. Dentro de pocos días conoció el cirujano, que salían por la herida algunas porciones de las heces, que se contienen dentro de los intestinos: y levantándose calentura remisa, con peor semblante cada día en la incisión, murió la enferma dentro de tres, o cuatro semanas.[24]

El primer cirujano latino registrado en Oviedo fue Francisco Javier de la Cruz que procedía de Barcelona y que desarrolló su labor entre 1747 y 1752 sucediendo al francés Jean Delgart del que trataremos más adelante extensamente. A de la Cruz no se le renovó el contrato y en su lugar se nombró a

Pedro de Ibarrant, de Vitoria, que no llegó a tomar posesión por desacuerdo con las condiciones económicas y asistenciales. En Nava trabajó Francisco Antonio Martínez, amigo de Casal, y en Piloña Antonio Estébanez.[21] En los restantes núcleos asturianos hay cirujanos sangradores, hernistas, capadores, etcétera, pero ninguno con el título de médico-cirujano excepto al final del siglo, periodo que consideraremos más adelante.

Llegada de cirujanos extranjeros

Un acontecimiento que caracteriza a la cirugía asturiana en esta mitad del siglo es la llegada de cirujanos extranjeros, sobre todo franceses, en virtud de lo ya expresado anteriormente: Fernando Valier, Bartolomé Suliban (irlandés), y Jean Delgart. Fernando Valier, «que es extranjero y no de estos reinos», fue nombrado tras acalorado debate en la ciudad de Oviedo entre los que pretendían contratar otro médico y los que preferían contratar un cirujano. Desaparece de la ciudad en 1731 y nuevamente se repite el enfrentamiento entre los defensores y los detractores de nombrar cirujano; se convoca la plaza que gana el irlandés Bartolomé Suliban superando en votos al francés Jean Delgart, originario de Bayona, y al aragonés Viqueyrá. La reina Luisa Isabel de Orleans, viuda de nuestro efímero rey Luis I y retirada a la ciudad de Bayona, había enviado mensajes de recomendación ensalzando los méritos del cirujano Delgart, pero Suliban ostentaba el título de médico-cirujano lo que le daba clara ventaja pues cubría la práctica tanto médica como quirúrgica. Este cesa voluntariamente en 1737 (regresaría entre 1760 y 1764, pero esta vez como médico de la ciudad) y se acude entonces a Jean Delgart, asentado en Vitoria, cuya biografía merece consideración especial.[25, 26]

Previamente citaremos el caso especial de un cirujano francés que ejerció en Ribadeo en los comienzos del XVIII, y por tanto antes de la penetración del movimiento ilustrado en España, que puede considerarse el precursor de la llegada de cirujanos galos. Aunque radicado en Galicia tenía una numerosa clientela asturiana, como atestiguan los asientos de préstamos que figuran en el «Libro de Memoria y Quenta» de la casa de As Nogueiras de la familia Villamil, parroquia de Serantes, concejo de Castropol (hoy de Tapia de Casariego), para hacer pagos al cirujano de Ribadeo por servicios prestados a pacientes de dicha parroquia.[27]

Biografía de Jean Delgart Etchenique (o D'Elgart)

Ocupa un lugar destacado en la cirugía asturiana de la primera mitad del xviii. Había nacido en Bayona, país vasco francés, en 1708 y se había formado como cirujano en París en hospitales tan prestigiosos como La Charité y el Hotel Dieu al lado de grandes maestros parisinos como Mareschal, La Peyronie, Morand y LeDran. Terminada su formación manifiesta su intención de trasladarse a Santiago de Compostela. Inicia su larga andadura y, tras cinco años en su ciudad natal, donde funda una escuela de anatomía y cirugía en el Hospital Saint Leon, comienza su viaje a la Ciudad del Apóstol. Previamente, cuando se jubila el cirujano mayor del Hospital Militar de St. Jean de Pied de Port (vertiente francesa del puerto de Roncesvalles) opta a sucederle, pero es rechazado por su juventud. En 1736, sin perder de vista la meta de la ciudad compostelana, llega a Vitoria coincidiendo con la jubilación del cirujano mayor del Hospital de Santiago D. Ignacio de Uribe y es contratado por esta ciudad. Un nuevo revés ocurre cuando se le exige superar el examen del Protomedicato a lo que obliga la Real Cédula de Felipe V de 21 de noviembre de 1737. El Ayuntamiento de Vitoria le amenaza con rescindir el contrato si no se presenta a dicho examen en la villa de Madrid, pero a la vez hace gestiones para que sea evaluado sin desplazarse, enviando solamente su dosier de méritos ya que se considera imprescindible su presencia en Vitoria. Conseguida de esta forma su reválida por el Protomedicato, permanece en esta ciudad donde alcanza gran prestigio y realiza operaciones importantes como la extirpación de cataratas por el novedoso método de extracción extracapsular del cristalino preconizada por su compatriota Jacques Daviel.

Delgart en Oviedo. Desde Oviedo le llega el ofrecimiento a este cirujano una vez resuelto el problema del salario, del desplazamiento y de la residencia familiar con verdaderos equilibrios financieros; de modo que finalmente llega a esta ciudad en 1738. Permaneció hasta 1747 siendo al principio contratado por la ciudad y posteriormente por el cabildo del que dependían los tres grandes hospitales: San Juan, Santiago y Los Remedios. Consiguió curaciones admirables y su habilidad quirúrgica fue alabada por todos; se le reservaban los casos más difíciles.[28]

Al margen de su actividad quirúrgica, Delgart tuvo una relación estrecha con los dos sabios del momento en la ciudad de Oviedo: Gaspar Casal y el padre Feijoo. Casal se refiere a él como *diestro cirujano francés* y comenta en su *Historia Natural y Medica del Principado de Asturias*, entre otros, el caso de un sobrino del canónigo D. Gregorio González al que le resolvió una hernia que le estaba llevando a un final incierto.[29] La relación con el padre Feijoo ha sido muy intensa y provechosa para ambos pues era asiduo de las tertulias vespertinas que el benedictino organizada en su celda, las célebres «chocolatadas» ya que invitaba a una taza de chocolate a los asistentes. Allí se trataba de todo lo divino y lo humano y Feijoo estaba siempre atento a invitar a cualquier científico que pasase por la ciudad. Es célebre la clase que Delgart impartió en la celda feijoniana explicando la anatomía del corazón de un carnero que había llevado a la tertulia y que el fraile describe así:

> trajo en una ocasión a mi celda D. Juan D'Elgart, excelente anatómico francés que hoy vive en esta ciudad el corazón de un carnero para que todos los maes-

tros de este colegio nos enterásemos de aquella admirable fábrica. Con prolijidad inevitable nos fue mostrando, parte por parte, todas las visibles que componen aquel todo, explicando juntamente sus usos. Puedo asegurar con verdad que no solo fue admiración, fue estupor el que produjo en todos nosotros, el conocimiento que logramos de tan prodijiosa contextura. ¡Cuánta variedad de instrumentos! ¡Qué delicados algunos y juntamente que valientes! ¡Cuanta variedad de ministerios, conspirantes todos al mismo fin! ¡Qué harmonía! ¡Qué comunicación tan artificiosa entre todas las partes y los usos de ellas! La muestra de Londres (sic) más delicada y de más multiforme estructura es una fábrica groserísima en comparación de esta notable entraña. Al fin todos convinimos en que no habíamos jamás visto, o contemplado, cosa que nos diese idea tan clara, tan sensible, tan viva y eficaz, del poder y sabiduría del Supremo Artífice.[30]

Un grabado del Dr. D. José Ramón Tolivar Faes, ilustrando su obra *El mal de la rosa*, escrita bajo el seudónimo de Blas de Aces, representa de forma insuperable este hecho[31] (fig. 4).

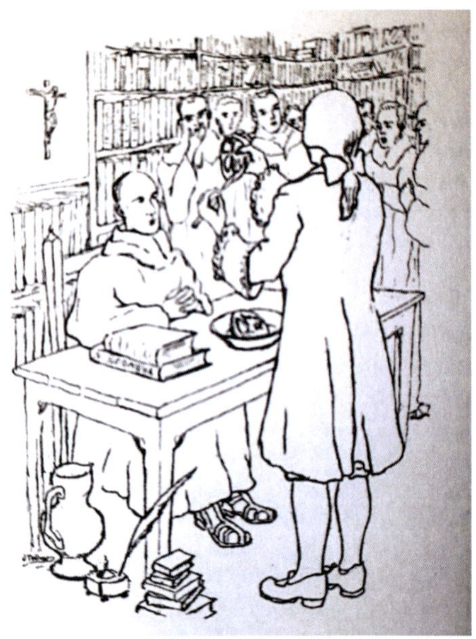

Figura 4. La Lección de anatomía de Delgart (con permiso de la familia Tolivar Alas)

Petición de creación de una Facultad de Medicina. Delgart y Feijoo lucharon denodadamente porque

Oviedo contase con Facultad de Medicina, frustrada en 1606 cuando comienza la docencia en la Universidad. Previamente, en 1689, D. Antonio García-Valdés Robledo, natural de Oviedo y párroco de Aymares en el obispado de Cuzco (Perú), había ofrecido 25 000 pesos destinados a la creación de tres cátedras: Medicina, Cirugía y Retórica. Posteriormente cambió el destino del dinero, que sería dedicado a unificar los tres hospitales del cabildo (San Juan, Santiago y Los Remedios) en un único Hospital General. Anunciado su viaje para hacer la entrega de la dotación encontró resistencia para su alojamiento y retiró la oferta.[7, 32]

El 13 de junio de 1739, Delgart, con el caluroso apoyo de Feijoo, representó ante la Junta General del Principado un informe recomendando dotar una cátedra de Cirugía, y otras del ámbito de la medicina, ya que la ciudad disponía de hospitales bien equipados y la región era deficitaria en médicos, ofreciéndose a impartir dicha cátedra siguiendo el plan de estudios de Salamanca. La propuesta fue bien acogida, pero problemas de índole económica hacían necesario desdotar otras cátedras como defendía el conde de Toreno y también D. Pedro Valdés Argüelles, diputado por Avilés, que aún iba más allá sugiriendo que la cátedra a amortizar fuese la de Matemáticas que «no había tenido ni tendría opositor digno de regentarla y aunque lo hubiese, la Cátedra sería inútil por falta de oyentes». El conde de Peñalva, representante de Aller, manifestó su respaldo total

> para desterrar la ignorancia que padecen en este Principado y su capital los profesores de esta facultad en evidente perjuicio de aquellos de quienes la escasez de medios y su suma pobreza le precisa a sacrificarse en sus manos.[24]

El fallo definitivo de 19 de junio de ese mismo año adoptó la resolución de que se debería esperar a que los tres hospitales del cabildo se fusionasen en un solo Hospital General, lo que no ocurriría hasta un siglo después. Ni Delgart ni Feijoo verían materializado su propósito pues Delgart falleció en 1750 y Feijoo en 1764. En todo caso no fue vano su intento pues sirvió de punto de partida para que en 1786 comenzase su andadura la primera Facultad de Medicina de Oviedo. Pero a este hecho nos referiremos posteriormente.[21, 33]

Marcha de Delgart. Un nuevo revés sufre Delgart que, a pesar de su formación con los mejores maestros franceses, su titulación por el Protomedicato, su dilatada y exitosa práctica quirúrgica y su elevada consideración entre médicos, cirujanos y pueblo llano, adolecía de no ser *cirujano latino*, requisito que en Francia ya estaba superado y abandonado. Feijoo se ofreció a «volver en esa lengua lo que el cirujano dictase o escribiese en francés». Este dato, junto con fuertes discrepancias sobre el incumplimiento de sus funciones y, del otro lado, sobre el retraso en el abono de su salario, propició que sus detractores le amenazasen con rescindirle el contrato. Delgart, disconforme con el trato que recibía, abandona Oviedo en 1747 y se desplaza a Santiago de Compostela que siempre había sido su ansiada meta. Había permanecido en Oviedo nueve años y contaba 39 de edad. El padre Feijoo lamentó profundamente su marcha y es interesante la forma en que arremete contra el requisito de la latinidad: «¿Dió Dios por ventura a ese idioma o a cualquier otro del Mundo, virtud curativa de llagas, fístulas, contusiones, etc.?».[32]

No falta entre los franceses venidos a España y Asturias algún pícaro como Pedro Joseph de Lorie, autotitulado dentista y oculista. que al conocer Delgart su inexperiencia y preguntarle por sus propósitos le responde:

> Monsieur, es así que yo sé muy poco; pero dando vueltas dos, o tres años por las Provincias de España, iré adquiriendo algún conocimiento experimental; de modo que estaré tanto cuanto hábil cuando me restituya a Francia.[7]

El padre Feijoo y la cirugía

Feijoo no era médico ni cirujano, pero dedicó toda su vida a combatir creencias y supersticiones de todo tipo y especialmente las relacionadas con la medicina tan extendidas en la época que le tocó vivir; creencias que no solo arraigaban en el pueblo llano, sino también entre los médicos. Para ello estudió a fondo la ciencia médica de la época sin que pueda acusársele de intruso pues nunca la ejerció. Se puede afirmar que fue un adelantado a su época y que incluso hoy día tendría materia suficiente para seguir impugnando tanta seudomedicina y tanta seudociencia que nos encontramos a cada paso. Es sorprendente en un fraile regular y catedrático de Teología su percepción del estado de las ciencias cosmológicas y aplicadas en España:

> mientras en el extranjero progresan la física, anatomía, botánica, la historia natural, nosotros nos quebramos el cerebro y hundimos con gritos las aulas sobre si el ente es unívoco o análogo, sobre si trasciende las diferencias, sobre si la razón se distingue del fundamento.[33]

Esta postura filosófica tan avanzada le llevó a tener problemas con la Inquisición que atajó de raíz el rey Fernando VI, gran admirador suyo.

Muy resumidamente, pues se sale del objeto de este libro, se puede afirmar que trató todos los temas médicos y quirúrgicos; dentro de estos últimos comenzando por la anatomía, en que se sustentaba de forma casi exclusiva la cirugía de aquel tiempo; su postura contraria a la sangría que «tanto me ha hecho sufrir», el tratamiento de la fístula lagrimal, la reconstrucción de la nariz amputada, el labio leporino, la extracción de cálculos vesicales, el trépano y un largo etcétera. También se debe mencionar que alabó la creación de escuelas de cirugía como el Real Colegio de Cirugía de Cádiz:

> Vemos formar una Insigne de Cirugía, debajo de la dirección del célebre Maestro Pedro Virgili, de cuya Arte había tanta necesidad en España, que en raro Pueblo, aun de los mayores, se hallaban otros Cirujanos, que unos miserables emplastistas, siendo muchísima la gente que moría por esta falta, como, yo mismo, Señor, lo he visto, y observado en muchas ocasiones.[34]

Una muestra de su talante avanzado es la defensa que hizo de que la mujer pudiera ejercer la cirugía, pues sabía de una cirujana muy exitosa en Francia: la doctora Madame Sabary: «…en buen aprieto me pongo. No es ya solo con un vulgo ignorante con quien entro en la contienda; defender a todas las mujeres viene a ser lo mismo que ofender a casi todos los hombres».[35]

Los cirujanos tenemos mucho que agradecer al padre Feijoo pues ha sido un defensor a ultranza de la cirugía y de los cirujanos. Veamos algunas manifestaciones escritas que acreditan esta aseveración:

> la utilidad del cirujano es evidente y visible, la del Médico muy incierta; […] Es notable la falta de cirujanos que hay en España; lo cual sin duda pende de la poca estimación y salario que tienen. Aún los pocos que hay buenos son de una extensión muy limitada en orden a las partes de que consta su facultad. De cuantos Cirujanos Españoles he conocido, solo uno vi que fuese algebrista: y es cosa notable, que siendo tan frecuentes las fracturas, luxaciones, y dislocaciones, al que padece algo de esto le hacen recurrir a tal, o tal hombre del campo que dicen tiene esa gracia curativa, siendo así que son ignorantísimos esos curanderos, como yo varias veces he visto, y palpado.[36]

Aclaramos que *algebrista* es un término derivado de una palabra árabe que significa recomponer y equivale al traumatólogo actual.

Feijoo ha tenido grandes defensores y admiradores pero también detractores: entre los primeros, además de Casal y Delgart, destacan el Dr. Martín Martínez, autor de la *Medicina Sceptica y Cirugía moderna*; el padre Sarmiento (benedictino como él); el padre Antonio José Rodríguez, del monasterio de Veruela en el Moncayo con el que mantenía frecuente comunicación epistolar; el propio rey Fernando VI y los extranjeros Edward Clarke, capellán de la Embajada Británica en Madrid, el clérigo inglés Joseph Townsend (que en su viaje por España quiso conocer la celda donde tanto había escrito el sabio benedictino) y ya en nuestros días Richard G. Anderson, de la Universidad de Oxford, que se refiere a él como «el médico desencantador de España».[37] Ha habido otros muchos, pero nos limitamos a los más destacados. Como detractores, el padre franciscano Soto Marne, el escritor Salvador Mañer, que llegó a escribir un *Antiteatro Crítico*, y en Oviedo los doctores Dorado padre e hijo, médicos que seguían aferrados al anticuado clasicismo galénico.[33] En lo tocante a Asturias ya hemos visto la relación tan estrecha que mantuvo con el cirujano francés Delgart y la defensa que hicieron conjuntamente de la creación de cátedras de Medicina y Cirugía en la Universidad de Oviedo. Fray Benito falleció en Oviedo el 26 de septiembre de 1764 cuando le faltaban doce días para cumplir 88 años y está sepultado al pie del altar de la iglesia del convento de San Vicente, hoy de Santa María de la Corte. Una escultura de Gerardo Zaragoza preside la plaza que lleva su nombre justo en frente de lo que fue el balcón de su celda. Había vivido en este convento 52 años. El aula magna de la universidad ovetense le recuerda con un magnífico retrato de Magín Berenguer.

Cirugía asturiana en el ecuador y segunda mitad del XVIII

Por la mitad del siglo hay relaciones extensas de cirujanos que aún no alcanzaban el rango de médicos-cirujanos. En el *Catastro de Ensenada* disponemos de una amplia lista clasificada por concejos amén de otras relaciones de cirujanos de algunos municipios en revisiones monográficas como por ejemplo en el occidente asturiano,[38] o en San Martín del Rey Aurelio, en este último gracias al estudio de D. Luciano García Jove; en las actas municipales de este último municipio constan los primeros médicos-cirujanos municipales: D. Rafael García (1873-84) y D. Agnedino Mata Espiniella (1890-91). Hasta entones las convocatorias exigían solamente el título de cirujano.[39] En la segunda mitad de la centuria siguen llegando cirujanos franceses a nuestra región: el sucesor de Delgart es Domingo Bucau, natural de Dax (Gascuña) que toma posesión en 1752; se casó con Luisa Delgart, hija de su antecesor. Bucau fue nombrado cirujano de la ciudad y tres años después también le contrata el cabildo. Carecía de experiencia en partos por lo que tuvo problemas judiciales por un presunto abandono de una parturienta en el Campo de los Patos. Achacó la acusación a la envidia y consiguió mantener su plaza compartiendo la asistencia con José Santirso que sí tenía experiencia tocológica. Se jubiló en 1774 sucediéndole su ayudante, también francés, Domingo Abadie. Este último falleció en 1779, pero en sus cinco años de ejercicio destacó como cirujano hábil. Ya antes de ser contratado había solicitado la creación de una academia de anatomía y cirugía en los hospitales que sirviese para entrenamiento de los cirujanos y para conocer las causas de muerte; se ofrecía para atenderla de forma gratuita. En aquel entonces se entendían las academias como órganos de enseñanza práctica que complementaban la enseñanza teórica recibida en la universidad. La respuesta del Consejo de Castilla en 1769 fue positiva y cuando ya se estaba buscando un local adecuado en el Hospital de San Juan la mala fortuna quiso que en 1770 una arrolladora epidemia de peste asolase la ciudad y los hospitales se viesen desbordados, lo que echó por tierra la puesta en marcha de la academia. A la muerte de Abadie en 1779, Bucau tuvo una segunda etapa en Oviedo, pero en 1781 se retira definitivamente a Francia. Generosamente donó a la ciudad su importante colección de instrumental quirúrgico.[26]

Otros cirujanos de este siglo fueron Manuel Esteban Caballero (cirujano mayor del monasterio de Cornellana que figura como testigo en el testamento de Gaspar Casal), Francisco Javier Rodríguez y Antonio Martínez. Los dos últimos ejercieron en Luarca y después se trasladaron a Oviedo. Rodríguez fue un luchador incansable contra tres cirujanos no titulados que amparaba el monasterio de Santa María de la Vega: Luis Campa, José García y José Carvajal. Ante la proliferación de curanderos, hernistas y capadores que igual practicaban, estos últimos, en animales como en humanos, la provisión de la Real Audiencia de Oviedo de 20 de septiembre de 1781 «ordena a los Justicias del Principado no permitan a los Hernistas y Capadores executar la castración en niños».[12] En 1790 ejercía en Cangas de Tineo Antonio González y en fecha no aclarada Antonio Goñi. En Gijón figuran como flebotomistas Antonio de Tuero Miranda y Pedro González Somonte, además de los titulados Antonio Gómez y Ramón del Valle Blanco, que también ejerció en Cangas de Onís y al que nos referiremos más adelante por su destacada labor como cirujano y como profesor en Oviedo; y en Sobrescobio Ventura de Pablos que fue sucedido por Román Canella; en el dintel de la portada conservada de la leprosería de Comillera de este concejo de Sobrescobio figura tallada en la piedra la siguiente inscripción: «Román Canella, profesor de Cirugía». De él solo sabemos que en un congreso celebrado en Barcelona presentó una comunicación sobre el labio leporino. En 1775 Antonio Sánchez Peña, médico cirujano en Avilés publicó en Salamanca una *Carta sobre la necesidad de la operación cesárea*.

Los Reales Colegios de Cirugía

La desafortunada pragmática de El Pardo de Felipe III en 1603 permitía examinarse ante el protomedicato, para obtener el título de cirujano, a gentes sin ninguna formación con solo acreditar cinco años de práctica. En España ocurre un importante cambio político: se extingue la Casa de Austria y es sucedida por la dinastía borbónica, de origen francés, que llega impregnada del pensamiento ilustrado. Como consecuencia de ello se acaba con el cierre del país a todo intercambio cultural y científico y se liberaliza, y aun estimula, la salida de nuestros científicos a la Europa más avanzada y la entrada de los extranjeros a España. Esta nueva actitud veremos que tiene consecuencias importantes en el ámbito de la cirugía, la más importante la creación de los Reales Colegios de Cirugía. Estos Reales Colegios no solo incluían en sus programas formación quirúrgica, sino también médica, de tal forma que superaban en calidad a la recibida en la universidad, muy aferrada al clasicismo galénico. Un buen ejemplo de la pésima enseñanza de la cirugía en la universidad es que todavía usaba como guía la *Chirurgia Magna* de Guy de Chauliac escrita cuatro siglos antes. A la larga, y debido al atractivo que ejercía el prestigio de los Reales Colegios, se fusionan ambas instituciones dando lugar a lo que hasta tiempos recientes se conocía como *Facultades Reunidas de Medicina y Cirugía*. Los tres Reales Colegios más importantes se establecieron en Cádiz, Barcelona y Madrid. Además, hubo otros considerados *menores* (Burgos, Santiago de Compostela, Mallorca, Pamplona) de los que no nos ocuparemos por no constar en ninguno de ellos que hubiera alumnos asturianos.[40] En Hispanoamérica se crearon los de Nueva España (Méjico) y Lima.

Real Colegio de Cirugía de Cádiz.

El 11 de noviembre de 1748 Fernando VI aprueba los estatutos fundacionales del Real Colegio de Cirugía de Cádiz destinado a formar cirujanos para la Armada. El verdadero artífice fue Pedro Virgili, cirujano catalán formado en Montpellier que ostentaba el máximo rango de cirujano mayor de la Armada. Virgili consigue el apoyo del cirujano militar español de origen francés Juan de Lacomba (también cirujano mayor, aunque jubilado), del cirujano Lorenzo Roland también de origen galo, del marqués de la Ensenada (ministro de Marina con Fernando VI), del ministro Patiño y del mismo rey. Ese mismo mes comienza sus enseñanzas ya que Virgili tenía todo preparado convencido de su aceptación. Los primeros cursos se imparten en el Hospital Real y dos años después ya se dispone de edificio propio que, desafortunadamente, fue derribado conservándose solamente su portada y el púlpito desde donde se impartían las lecciones (fig. 5).

Cirujanos asturianos en el Real Colegio de Cádiz. El Real Colegio de Cádiz, presidido por Pedro Virgili, ejercía fuerte atracción sobre los pretendientes a ser cirujanos y su matrícula contenía alumnos de todas las regiones españolas, con un predominio neto de catalanes y andaluces. Pero Asturias figuraba con un número significativo de estudiantes que enumeramos a continuación: José Fernández, Diego Velasco La Villa, Francisco Villaverde La Villa, Ignacio Benito Casal Rodríguez, Domingo Villaverde La Villa, Pedro Lamuño Suárez, Juan Antonio Fernández Infanzón y Nicolás Farto López que en parte ya pertenece al XIX.[40]

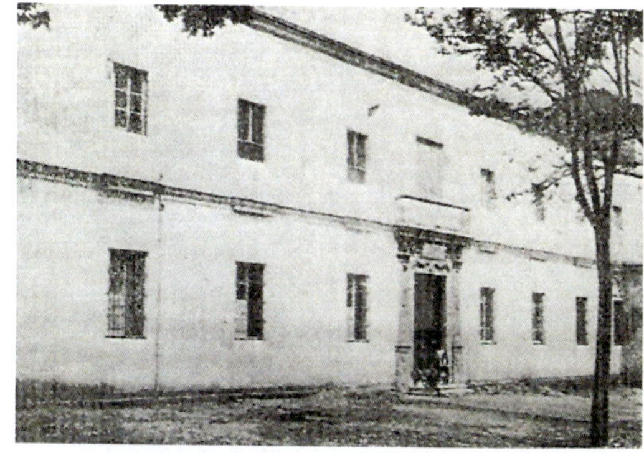

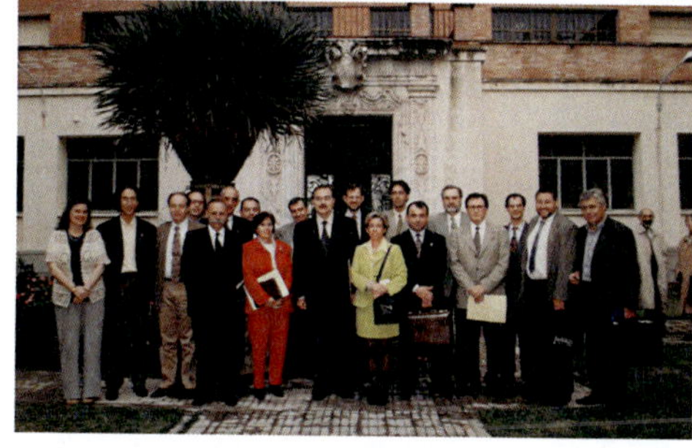

Figura 5. Edificio original del Real Colegio de Cirugía de Cádiz. Debajo, los decanos de las facultades de Medicina españolas delante de la portada conservada del Real Colegio

José Fernández. No se conoce cuándo y dónde nació, pero Carlos Fernández Posada, indiscutible autoridad de la historiografía asturiana, afirma que era asturiano y que se formó en Cádiz en los comienzos de aquel centro. Permaneció becado en París entre 1751 y 1754 al lado del legendario maestro Saveur François Morand y a su regreso trajo, cumpliendo un encargo del Gobierno, instrumental quirúrgico moderno para los hospitales españoles. Toda su vida profesional trascurre en Madrid en el Hospital de San Fernando primeramente y después en el ya denominado *de San Carlos*. Pero en 1755, recién regresado de París, se encontraba en Cádiz colaborando con Virgili en la elaboración de los llamados *planes de cirugía*; no se refiere esta denominación a los planes de estudio, sino a la metódica asistencial en las salas de cirugía los hospitales. Como posteriormente trataremos del Real Colegio de San Carlos volveremos nuevamente sobre su figura.[41]

Diego Velasco La Villa. Es uno de los grandes valores asturianos de la cirugía del XVIII. Había nacido en 1730 en Argüero, parroquia de San Mamés, concejo de Villaviciosa y se formó como cirujano con Magín en Valladolid. En 1755 ingresa en el Real Colegio de Cádiz y termina sus estudios en 1758, destacando «en conducta y aplicación», Virgili solicita al rey que sea becado (junto a su paisano Francisco Villaverde, del que trataremos a continuación) para una estancia en París, al lado de los legendarios maestros franceses Sauveur François Morand y Henri François LeGrand, con el encargo de perfeccionarse en cirugía y de que a su regreso traigan instrumental quirúrgico y las notas necesarias para escribir un libro que sirva como texto a los colegiales gaditanos. Ambos permanecen en París durante cuatro años y regresan a España cumpliendo fielmente el encargo de Virgili. Para entonces, ya en marcha el Real Colegio de Barcelona, Velasco es destinado como ayudante consultor del Ejército y maestro de Cirugía al Colegio catalán y lleva con él a su destacado alumno y discípulo en Cádiz Antonio de Gimbernat y Arbós. La actividad quirúrgica la realiza en el Hospital de la Santa Creu donde los cirujanos militares no eran bien recibidos por los cirujanos nativos. En Barcelona contrae matrimonio y permanece hasta su muerte ocurrida en 1780. El término *ayudante consultor* no debe entenderse como de segundo rango ya que *cirujano mayor* solamente había uno en todo el Ejército y otro en toda la Armada; y *maestro de cirugía* es equivalente al actual *catedrático*.[37] El informe dirigido a Virgili que hace el profesor LeDran de los dos cirujanos asturianos es muy significativo: «*Jai jugé par nos conferences et pat tout les soins que je les ay vus se donner pour s´instruir qu´ils en sont tres capables, et que vous n´aures pas a vous repentir de votre chox*».[42]

Francisco Villaverde La Villa. Su figura es inseparable de la de su paisano Diego Velasco por lo que ya hemos expuesto. Había nacido en Pola de Siero en 1738 y, dispuesto a emigrar a América, a su paso por Cádiz sus paisanos José Fernández y Diego Velasco le convencen para que ingrese en el Real Colegio. Los estudios, que duraban tres años, los hace en solo dos por su extraordinaria capacidad y aplicación. Desde entonces y hasta su regreso de París e incluso después hasta la terminación del libro encargado por Virgili mantiene una inseparable relación con Velasco. Una vez en España es destinado al Colegio gaditano y es nombrado ayudante mayor de la Armada y maestro de Cirugía similarmente a su compañero Diego Velasco en Barcelona. En Cádiz permaneció el resto de su vida con el único paréntesis de una expedición a Indias mandada por el marqués de Tilly (1769-1771). Fue secretario del Colegio y tuvo una actividad intensísima plasmada en las *Juntas Literarias* (lo que hoy conocemos como *sesiones clínicas*). Se casó con María del Carmen Canivell, hija de su maestro y cirujano mayor Francisco Canivell. Es interesante su disputa con Leandro de Vega, profesor de la universidad que fue enviado a explicar Materia Médica al Real Colegio de Cádiz. Villaverde llegó a borrar el nombre de Vega de la lista de profesores mojando un dedo en tinta y este lo achacó a que el motivo no era otro que «sobstener él la venta de unas píldoras francesas que anda negociando en Cádiz».[43] Francisco Villaverde falleció en Cádiz en 1790; Pola de Siero le dedicó una calle en el centro de la villa.

La obra conjunta de Velasco y Villaverde. Ambos cirujanos, cumpliendo con el mandato de Virgili, durante su estancia en Francia pergeñan la obra encargada por él y una vez retornados a España le dan forma escrita: *Curso Theórico-Práctico de Operaciones de Cirugía. En que se contienen los más célebres descubrimientos modernos. Compuesto para el uso de los Reales Colegios.* Se presenta a la censura el 26 de diciembre de 1762, en solo cinco días emiten informe favorable los censores y 23 días más tarde es aprobado por el rey; todo un récord de tramitación. La primera edición, publicada por la prestigiosa imprenta madrileña de Joaquín Ibarra, ve la luz en 1763 y su portada es una verdadera obra de arte realizada por Juan de la Cruz. La obra tuvo una gran difusión en España e Hispanoamérica y fue considerada el mejor libro de cirugía en español y para algunos autores el mejor tratado de cirugía de Europa en el siglo XVIII.[42] De esta edición de 22 000 ejemplares se vendieron alrededor de 20 000 y a ella siguieron cuatro ediciones más en 1780, 1788, 1797 y 1807; las últimas cuando ya habían fallecido sus autores. En 2009 el Real Instituto de Estudios Asturianos publicó una edición facsímil de la obra.

El prólogo de la obra pone de manifiesto en manos de quien estaba la cirugía española en aquel momento:

> ...era un cierto numero de hombres sin estudio, que acompañando su grosserissima ignorancia de la ossadía, y temeridad, que le son proprias, exponían en los Pueblos la vida del honrado Labrador, y la suerte de su honrada

> familia: en las Armadas, y Exercitos hacian mas estrago, que el plomo, y acero de los enemigos: y la vida de los valerosos defensores de la Patria, que pudo salvarse en la espantosa confusión de los casuales peligros de una batalla, no podía escapar de los fatales golpes de su ignorante conduzta.

Si exceptuamos la cirugía de las grandes cavidades, que no sería acometida hasta el siglo XIX, la estructura de la obra se puede considerar moderna con una amplia introducción, una primera parte general y una segunda parte especial. Las figuras que incluye, de gran calidad y siguiendo el patrón de la *Enciclopedia* de Diderot y D'Alembert, se refieren a instrumental quirúrgico y a equipamiento para el tratamiento de la litiasis vesical, la operación de la fístula lacrimal y extracción de la catarata (figs. 6 y 7). Como novedad contiene una extensa bibliografía a pie de página y como curiosidad, de 95 citas solamente hay dos de autor español que sorprendentemente es el padre Feijoo: se refieren al labio leporino y a los cálculos vesicales.[43, 44] Tras la muerte de Velasco, Villaverde publicó en 1788 una obra homenaje a su compañero titulada *Operaciones de Cirugía, según la más selecta doctrina de antiguos, y modernos, dispuestas para uso de los Reales Colegios*.[45]

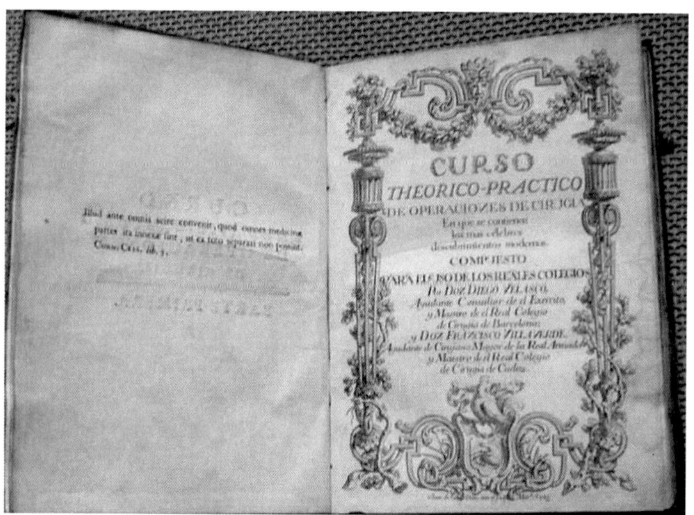

Figura 6. Portada de la primera edición del *Curso*

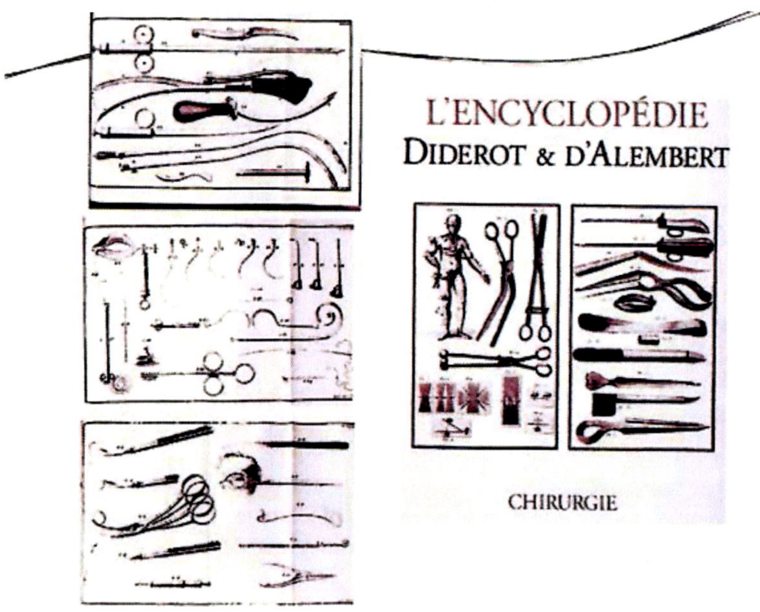

Figura 7. Láminas del *Curso* y su similitud con los grabados de la *Enciclopedia Francesa*

Ignacio Benito Casal Rodríguez. Era este cirujano hijo del sabio Gaspar Casal y su segunda esposa María Rodríguez Arango, natural de la parroquia de Brañes. Nació en Oviedo en 1731 y, al igual que su padre, se graduó de bachiller en Medicina en la Universidad de Sigüenza. Se licenció en el Real Colegio de Cádiz en 1757 habiendo sido su valedor el padre Feijoo. Se desconoce su trayectoria posterior.[40]

Domingo Villaverde La Villa era el hermano mayor de Francisco, pero ingresó en Cádiz en 1759 y se licenció en 1762 cuando su hermano ya había regresado de París. En su expediente, conservado en el Archivo de la Facultad de Medicina de Cádiz, constan buenas calificaciones, pero el capítulo de deméritos no tiene desperdicio:

> A este individuo se le ha observado gran soberbia y altivez, y habiéndole perdido el respeto al Rector, y seguidamente al Vice Director Don Juan Reynó, de lo que se siguió ponerlo a pan y agua, corto castigo según el delito, pero como fue

> la primera y se le reprehendió considerablemente hubo mucha conmiseración y airado de esto tuvo el grande atrevimiento de escribir una carta al Señor D. Pedro Virgili en contra del Cirujano Mayor D. Joseph Näxera [...] y haversele observado la enmienda se le levantó el castigo y se le dio su antigüedad.[46]

Domingo Villaverde permanecía en Cádiz en 1773, pues hay varias aportaciones suyas en el libro que recoge las observaciones clínicas del Real Colegio.[47] Por estas fechas se embarcó para las colonias americanas y se pierde toda pista posterior.

Pedro Lamuño Suárez. Gracias a las pesquisas del profesor García Sánchez sabemos que este cirujano asturiano nació en la parroquia de Santa María de Blimea (cuando aún pertenecía al concejo de Langreo) el 29 de junio de 1743 y fue bautizado el 2 de julio.[48] Ingresó en Cádiz en 1764 y se licenció en 1767 con buenas calificaciones, pero con una hoja de deméritos repleta de incidentes: abandono de servicio de guardia de municiones, haber salido furtivamente toda una tarde y fumar en el hospital a la hora de la cura por lo que fue reconvenido por un maestro al que «le tuvo mal modo». Estuvo en la prisión de La Carraca varias veces, pero al final terminó sus estudios y navegó en varios buques de la Armada por los países hispanoamericanos. La última referencia de que disponemos lo sitúa en El Ferrol en agosto de 1773 con el grado de cirujano segundo a la espera de destino.[40]

Juan Antonio Fernández-Infanzón Múxica. Nació en Navia en 1755 e ingresó en el Colegio de Cádiz en 1772, licenciándose en 1775. Permaneció en la Real Armada como cirujano embarcado durante 12 años y participó en varias batallas, siendo prisionero de guerra de portugueses e ingleses. Se licenció voluntariamente en 1787, año en que pasó a residir en la ciudad de Oaxaca (Méjico) para ejercer como cirujano privado.[49]

Nicolás Farto López. Según Álvarez-Sierra era natural de la villa de Luanco aunque también podría ser, según otras referencias, de la villa del Barco (¿Soto del Barco?). Ingresó en Cádiz en 1784 y tras ser licenciado estuvo destinado como cirujano de embarque en varios navíos de la Armada. Participó en numerosas batallas: Tolón, Brest, Antillas y Cabo San Vicente (en esta última con el grado de cirujano primero). Pero lo más destacado de su historial es la participación en la batalla de Trafalgar el 21 de octubre de 1805 a bordo del *Santa Ana* comandado por el teniente general Ignacio María de Álava, segundo jefe de la flota hispano-francesa. El *Santa Ana* recibió el primer cañonazo disparado por la flota inglesa y Farto tuvo que intervenir al teniente general de Álava y al capitán de navío José Gardoqui. Hecho prisionero por los ingleses, el *Santa Ana* logró escapar y llegar a Cádiz desarbolado y a punto de hundirse. Farto fue nombrado catedrático de Anatomía del Real Colegio y falleció en Cádiz en 1827.[50]

Real Colegio de Barcelona. Por iniciativa de Virgili, al Real Colegio de Cádiz seguirá en 1760 el de Barcelona, que él mismo dirigirá, para formar cirujanos para el Ejército de Tierra. El edificio del Real Colegio de Barcelona se conserva íntegramente y es actualmente la sede de la Real Academia de Medicina de Cataluña (fig. 8).

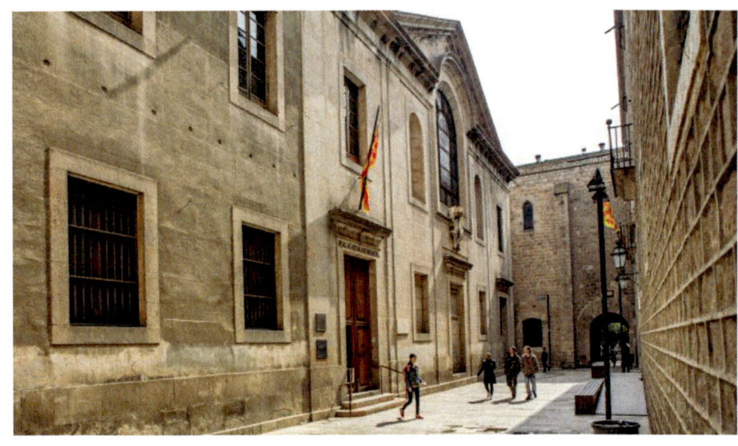

Figura 8. Real Colegio de Cirugía de Barcelona

Cirujanos asturianos en el Real Colegio de Barcelona. Ya hemos mencionado que Diego Velasco fue destinado al colegio barcelonés a su regreso de París. Referimos ahora lo más destacado de su estancia en Barcelona: ya era grande su prestigio en Cádiz, pero lo incrementó significativamente en la Ciudad Condal a donde llegó con el grado de maestro de Cirugía. Había llevado con él a su mejor discípulo, Antonio de Gimbernat y Arbós, nombrado ayudante de Anatomía, que llegó a cotas de fama muy importantes. Más adelante volveremos a tratar de este importante anatómico y cirujano. Un documento que se conserva sobre el anuncio de las clases en el Real Colegio catalán reza así:

> en este Real Colegio de Cirugía se empezará el curso de Operaciones por el Maestro don Diego Velasco, a las diez de la mañana. El mismo día, se empezarán las demostraciones de Anatomía en ausencia del Vicepresidente don Lorenzo Rolan por don Antonio Gimbernat, colegial del Real Colegio de Cirugía de Cádiz, a las 3 de la tarde.

La relación entre ambos debió de ser excelente, pues Velasco fue testigo en la boda de su discípulo. Por dos veces fue el encargado de la lección inaugural de curso, formó parte del Protomedicato y acompañó a Virgili a visitar a la reina Bárbara de Braganza. Se dice que era un estudioso impenitente y que llegó a reunir una gran biblioteca. Falleció en Barcelona en 1780.[40]

Real Colegio de San Carlos de Madrid. También conservado en su totalidad, ha sido durante varios años sede de la Facultad de Medicina de la Universidad Central y actualmente está dedicado a servicios de la Comunidad de Madrid (fig. 9). Se fundó en 1787 y estaba destinado a la asistencia de la población civil. Su primer director fue Antonio de Gimbernat, exalumno de Cádiz y ayudante de Anatomía en Barcelona de la mano del asturiano Diego Velasco como ya hemos visto anteriormente. Su prestigio era tan grande que fue llamado a consulta para visitar a Jovellanos, cuando estaba preso en el Castillo de Bellver, por una afección parotídea. Pero sobre todo se incrementó muchísimo su fama cuando hizo cambiar nada menos que al célebre cirujano inglés John Hunter la forma de operar la hernia crural. Es una frase para la historia la respuesta que Hunter le dio cuando le explicó su técnica: «*You are right, Sir*», y añadió «lo haré público en mis lecciones y lo practicaré así cuando se me presente ocasión de operar sobre el vivo». Puede haber cierta confusión entre Real Colegio de Cirugía de San Carlos, Hospital de San Carlos y Hospital Clínico de San Carlos. Nos referimos exclusivamente al Real Colegio de Cirugía.[40]

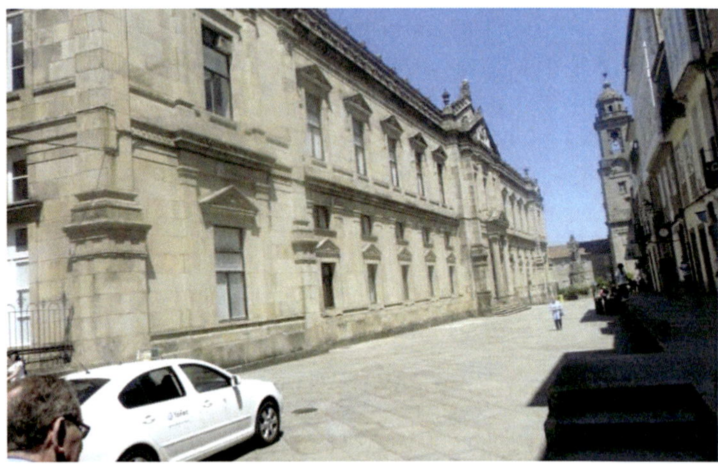

Figura 9. Edificio del Real Colegio de Cirugía de San Carlos

Cirujanos asturianos en Real Colegio de San Carlos. En cuanto a cirujanos asturianos tenemos constancia de **José Fernández** que ya hemos visto estuvo becado en París por orden expresa de Carlos III y con el encargo, además, de perfeccionarse en práctica operatoria, de traer instrumental quirúrgico novedoso como, por ejemplo, el necesario para el nuevo método de batir la catarata. Una vez regresado se le encargó expresamente el cuidado de ese instrumental que debía limpiar diariamente y por lo que se le compensaba con un complemento económico. Esta dotación de instrumental estaba contenida en 10 cajas meticulosamente clasificadas, abarcaba todas las especialidades quirúrgicas y alcanzaba la considerable cantidad de más de medio millar de piezas. En Madrid tenía el rango de cirujano mayor y disector anatómico de los hospitales. Carlos III le nombró primer cirujano de cámara y debe recordarse que fue el autor de los célebres *planes de cirugía* que se referían a la metódica de asistencia en las salas de pacientes quirúrgicos. Falleció en Madrid el 23 de mayo de 1775.

Aunque rompamos con el estricto criterio cronológico, como ya habíamos anunciado, nos parece interesante e incluso anecdótico recordar a otro asturiano formado en el Real Colegio de San Carlos: nos referimos al célebre poeta y político **D. Ramón de Campoamor y Campoosorio.** Nacido en Navia en 1817, a los 3 años de edad quedó huérfano de padre; tras cursar los estudios primarios su madre le envió a Santiago de Compostela donde estudió Filosofía y Humanidades y posteriormente a Madrid donde estudió Lógica y Matemáticas. En 1835 se matriculó en el Real Colegio de Cirugía de San Carlos para optar al título de cirujano sangrador. Como era habitual entre los que cursaban estos estudios, decidió matricularse posteriormente en el mismo colegio para obtener un título de mayor rango, el de médico-cirujano. No está muy claro si llegó a conseguir el título de cirujano sangrador porque en su solicitud de matrícula para médico-cirujano refiere tener aprobados los dos primeros cursos y estar cursando el tercero. Rico Avello cree que sí estaba en posesión de dicho título y es lo más probable ya que los estudios duraban tres cursos. En el primer curso de médico-cirujano, el marqués de San Gregorio D. Tomás Corral y Oña, catedrático y encargado de la biblioteca de la Facultad, le llamó aparte y le dio un consejo que Campoamor aceptó: «Deje usted la Medicina y dedíquese a las letras». Nunca llegó a ejercer de cirujano sangrador.[13]

Dotación de cátedras: la primera Facultad de Medicina en la Universidad de Oviedo

En este cambio de siglo el acontecimiento más destacado en cuanto a la medicina asturiana, y por lo tanto a la cirugía, es la creación de cátedras del ámbito médico en la Universidad de Oviedo. Ya hemos visto los intentos fallidos, primeramente, por Antonio García-Valdés y posteriormente por Delgart y Feijoo. No cesan los intentos: en 1767 el catedrático D. Felipe Ignacio Canga Argüelles, en nombre del claustro, informa al Consejo de Castilla sobre la petición y conveniencia de crear cátedras de Medicina y Cirugía en la Universidad de Oviedo y cinco años más tarde hace la misma petición el regidor de Oviedo D. Bernardo de Estrada Balvidares. Ese mismo año de 1772 el rector y el claustro remiten al Consejo Real un informe muy extenso sobre la conveniencia de crear dichas cátedras. En 1781 el procurador general D. Nicolás de Rivera presenta a la Junta General, a instancia del cabildo y del ayuntamiento, una nueva proposición para crear dos cátedras de Medicina y dos de Cirugía que serían desempeñadas por los médicos y cirujanos del cabildo y de la ciudad por lo que la financiación se limitaría a un pequeño complemento que saldría de la amortización de una cátedra de Historia que había quedado vacante. Ninguna de estas propuestas tuvo éxito.[32, 51, 52]

Finalmente, en 1784 este deseo entra en una nueva fase que culminará con éxito gracias a la favorable disposición del obispo González Pisador que pone a disposición de las instituciones implicadas 100 000 reales que rendirían unos intereses anuales de 3000 reales con los que retribuir dos cátedras de Medicina. Con la amortización de la cátedra de Historia se financiaría una cátedra de Anatomía. Quedaba sin resolver la dotación de las cátedras de Cirugía, pero Francisco Roca Puyol, un cirujano militar retirado residente en Oviedo que ejercía en los hospitales del cabildo, se ofreció a impartir graciablemente la de Anatomía y, por su condición de cirujano, enseñaría también Cirugía. La Junta General le compensó con una dotación de 1000 reales. Roca merece ser tratado más adelante con mayor extensión.

Es así que el 18 de octubre de 1786, día de san Lucas, el médico del cabildo D. Antonio Durán y Morera, nombrado catedrático de prima de Medicina por ser el más antiguo de los médicos de la ciudad, imparte la primera clase; el plan de estudios adoptado sería el que se sigue en la Universidad de Salamanca. En su corta vida ha habido en total seis catedráticos, cuatro de Medicina y dos de Anatomía. Fermín Canella, en su exhaustiva obra *Historia de la Universidad de Oviedo* recoge la estadística de estos estudios que arroja los siguientes datos: de 1786 a 1807, treinta y cinco matriculados en el grado de bachiller en Medicina, doce en el grado de licenciatura y tres en el de doctor. En 1807 se suspende la docencia, pero mediante examen se pueden seguir concediendo grados de licenciado y doctor hasta 1825. En este periodo alcanzan el de licenciado 44 aspirantes y el de doctor 3 más.[52]

La Facultad de Medicina sufre un duro golpe cuando por la R. O. de 17 de mayo 1795 se crea el Real Estudio de Medicina Práctica del Hospital General de Madrid y se establece la obligación de hacer un curso de medicina práctica en dicho Real Instituto, que más tarde se ampliaría a dos cursos incluyendo también a los hospitales de Valencia y Barcelona. Del lado de la financiación el golpe definitivo llegó al quebrar el Banco de los Cinco Gremios donde el obispo Pisador había depositado el capital con cuyos intereses se financiaban las cátedras. Solamente se recuperaron 6000 reales de los 100 000 depositados. Finalmente, en 1807 se unifican los planes de estudio en toda España obligando a seguir el de la Universidad de Salamanca que exigía un mínimo, inasumible para la

Universidad de Oviedo, de 10 cátedras. Con el problema añadido de la Guerra de la Independencia desaparece definitivamente aquella primera facultad.

Francisco Roca Puyol. Natural de Barcelona, se había formado en el Real Colegio de Cádiz donde ingresó en 1762 como figura en el Archivo de la Facultad de Medicina de Cádiz.[53] Su expediente académico fue excelente y en 1766 entró como cirujano en el Regimiento de Ynfantería de la Princesa. Tras otros varios destinos, como en la plaza de Melilla y en el campo de Gibraltar, llega a Oviedo, jubilado del Ejército, donde es nombrado cirujano de los hospitales del cabildo en 1779 tras la muerte de Abadie. Ya como catedrático de Anatomía tuvo problemas con el Protomedicato pues carecía del título de Bachiller en Artes, que en los Reales Colegios no era exigible pero sí para los estudios de medicina. Se da la paradoja de que la Universidad de Oviedo le admite como catedrático si a la vez cursa las enseñanzas de Bachiller en Artes, siendo así que es simultáneamente alumno y catedrático. Falleció en Oviedo en 1790 y es sucedido por Ramón del Valle Blanco, que también merece ser tratado con mayor extensión.[51]

Ramón del Valle Blanco. Cirujano muy prestigiado que había nacido en 1748 en Collía, concejo de Parres, comenzó su formación a los doce años de edad al lado de cirujanos sangradores y consigue la aprobación del Protomedicato. Permanece durante tres años como ayudante de cirujano mayor en el Regimiento de Infantería de Guadalajara. Posteriormente ingresa en el Hospital General de Madrid, donde permanece 5 años y obtiene el título de cirujano sangrador en 1773. De regreso a Asturias ejerce sucesivamente en Cangas de Onís, Gijón y finalmente en Oviedo. Es nombrado catedrático de Anatomía, pero al igual que su antecesor enseña además Cirugía. También tiene problemas de titulación, pero en brillantes exámenes obtiene el grado de bachiller y licenciado en Medicina.

Hizo una nueva petición de la creación de una academia de medicina y cirugía y junto con el obispo Llano Ponte insistió en la creación de la cátedra de Cirugía. Pero ninguna de estas peticiones prosperó. Cuando cesan los estudios de medicina en la universidad es contratado de nuevo por el cabildo donde permanece hasta 1815, año de su retiro definitivo. Durante la Guerra de la Independencia tuvo una participación muy importante como médico consultor en la sala de cirugía del Hospital Militar sin percibir por ello retribución alguna.[54]

Capítulo Quinto

La cirugía asturiana en el siglo XIX y comienzos del XX. Los grandes avances

Introducción

El XIX puede considerarse el siglo de los grandes avances. En 1809 se inicia la cirugía de las grandes cavidades con Ephrain McDowell en Estados Unidos que extirpa por primera vez un quiste ovárico gigante; Rickmann Goodlee en Inglaterra lleva a cabo con éxito la primera extirpación de un tumor cerebral en 1885; Louis Rhem en Alemania practica la primera sutura cardiaca en 1896; se descubre la anestesia en 1846 por Thomas Morton en Boston y se comienza a luchar con cierta eficacia contra la infección quirúrgica gracias a Iznag Semmelweis en Viena, Joseph Lister en Edimburgo, y Louis Pasteur en París. En España, un acontecimiento importante de comienzos del siglo en relación a la cirugía es la Guerra de la Independencia. También prolifera la construcción de hospitales (públicos, de empresa y privados) y se consolida la unión de la cirugía con la medicina. Sistematizaremos este capítulo de forma un tanto anárquica pues son tantos los acontecimientos, los centros asistenciales y los cirujanos de la época en nuestra región que no es fácil hacer una exposición rígida basada en lo cronológico, en lo institucional o en lo onomástico. Comenzaremos por la cirugía asturiana en la guerra contra el invasor francés.

La cirugía asturiana en la Guerra de la Independencia: hospitales y cirujanos

Durante este conflicto fue necesario utilizar no solamente los hospitales ya existentes, sino habilitar otros muchos en función de cómo discurrían las campañas militares y se nombró director de hospitales a D. José Somonte. Se habilitan como hospitales militares en Oviedo el convento de San Francisco, el de San Vicente, el de Santa Clara y el de la Vega; además del colegio de San Matías de los Jesuitas anejo a la iglesia de San Isidoro.

En Gijón, gracias sobre todo a la iniciativa de D. Nicolás Ramón de Sama (el Cura Sama) y a los legados de D. Juan Nepomuceno Cabrales, Antonio García Rendueles y otros muchos, tan numerosos que omitimos nombrarlos, se crea la Hermandad del Hospital de Caridad que pasa por distintas sedes, la más prolongada en la calle Cabrales, hasta llegar al hoy moderno Hospital de Jove construido en la finca Moriyón en 1936.

En muchos lugares considerados estratégicos se crean otros hospitales además de los llamados *hospitales de tránsito* y *hospitalillos volantes*.[54, 55] En Gijón el médico-cirujano de la villa, Domingo Font, pasa a ocuparse solamente de la parte médica y deja libre la plaza de cirujano a la que opta y obtiene en convocatoria oficial un cirujano de la Armada de nombre José López Lamagna. Este cirujano acompañó a Jovellanos en su huida de los franceses en el bergantín vasco *Volante* con la intención de llegar a Ribadeo donde le esperaba una fragata inglesa; a la altura de Puerto de Vega, el 16 de octubre de 1811, D. Melchor se siente mal y desembarca alojándose en la casa de los Trelles. Diagnosticado de neumonía por el médico-cirujano de Navia D. José Angulo, falleció el día 26 del mismo mes a los 87 años de edad. También merece ser recordado el cirujano titular de Muros del Nalón don Antonio Pérez fusilado por los franceses en acto de servicio.[54]

Ya hemos visto que el cirujano Ramón del Valle Blanco tuvo una intensa participación durante esta guerra donde estuvo destinado en la sala de cirugía del Hospital Militar. Su discípulo Federico García Ruiz, natural de Llanera y también médico-cirujano del cabildo, estuvo destinado al igual que su maestro en el Hospital Militar y sin retribución dineraria. Admiraba tanto a su maestro que en cierta ocasión quiso dedicarle un acto de cirugía, pero el cabildo no le dio licencia y le recomendó dedicárselo a *Nuestra Señora*.[54]

Labor muy destacada de este periodo bélico es la que lleva a cabo el cirujano militar que ejercía en Avilés, Pedro Luis Martínez, que es nombrado cirujano mayor del Ejército y tiene la misión de señalar los lugares adecuados para instalar hospitales de tránsito, el reclutamiento de cirujanos entrenados y también de los imprescindibles ayudantes. De esta forma son llamados los cirujanos Pedro de Castro, Bernardo Robles, Joaquín Zapico y Carlos Menéndez. Otros cirujanos del Ejército fueron Francisco Xavier Coello, Francisco Alau, Manuel Rodríguez Caso, Juan Pelayo Martínez y Celso Gómez. Además de los cirujanos citados se alistaron varios ayudantes.[54]

Cirujanos franceses en Asturias durante la dominación francesa

Como es lógico, durante la ocupación francesa varios cirujanos de este país, estuvieron en Asturias. Señalaremos los más destacados. En el Hospital Militar de Oviedo el cirujano mayor del regimiento 118, Sr. Mason, es el cirujano jefe de cirugía siendo director el señor Pauchet. En una carta del mariscal Bonet al duque de Istria fechada el 17 de febrero de 1811, le señala que el hospital militar de Oviedo «es hermoso, bueno y ventajoso para la cura del soldado».[56] Pero, aunque solamente estuvo en nuestra región de paso, nos ocuparemos del más importante de todos por ser el jefe supremo de la sanidad militar francesa y amigo personal de Napoleón, el barón Dominique Larrey.

Dominique Larrey. Nació en 1766 en Beaudean (Bagneres de Bigorre, cerca de Tarbes). Fue discípulo de Desault en el Hotel Dieu y tras opositar a la sanidad militar estuvo presente en 25 campañas, 60 batallas y 400 combates menores. Su habilidad quirúrgica era extraordinaria y en la batalla de Borodino, cerca de Moscú, se le contabilizaron 200 amputaciones en 24 horas. Además, ha sido un excelente anatómico que describió el *foramen de Larrey* en la confluencia diafragmático-esternal. Era extraordinariamente humano y ello le llevó a crear las llamadas *ambulancias volantes* para asistir a los soldados en el mismo frente de batalla; hasta entonces los heridos se abandonaban en el campo de combate hasta que terminase la lucha. Napoleón dijo de él que era «el hombre más virtuoso que he conocido». Su fama de bondadoso era tal que siendo hecho prisionero en Waterloo iba a ser fusilado pero reconocido por un cirujano alemán que había estudiado en París, el mariscal von Blücher recordó que había salvado a su hijo en la campaña de Austria y le liberó dándole las gracias.[26]

Estando destacado en Benavente y Astorga se le encargó acompañar a una expedición contra los ingleses que habían desembarcado en La Coruña; hicieron muchos prisioneros y se recibió la orden de llevarlos a Valladolid atravesando las montañas de Asturias.[26,57] En este viaje, durante el invierno de 1808-1809, un jovencísimo tambor inglés hijo de un caporal había perdido totalmente la vista, lo que Larrey atribuyó al durísimo clima de la cordillera asturiana: «*Cette céticé, lui* était *survenue tout à coup, au passage des montagnes des Asturies*». Larrey se ocupó con extremo cuidado del joven y a los cuatro días recuperó la vista. A este gran cirujano se le podría considerar pacifista; consiguió hacer un hospital exclusivo para los prisioneros ingleses y se refería a la guerra de España como «horrible e inexplicable». En 1809 se retiró a Francia, ejerció como cirujano en Los Inválidos y falleció en 1842. Enterrado primeramente en el cementerio parisién Père Lachaise, finalmente su cuerpo fue trasladado, no sin alguna oposición, a Los Inválidos.[58]

Hospitales quirúrgicos de Asturias en el siglo XIX

Además de los numerosos hospitales habilitados de modo circunstancial durante la invasión francesa en el siglo XIX se crean algunos hospitales quirúrgicos en Asturias: de titularidad pública, hospitales de empresas y también privados.

El más importante ha sido el **Hospital del convento de San Francisco** que resultó de la fusión en 1837 de los tres hospitales del cabildo: San Juan, Santiago y Los Remedios, más otros llamados *menores*, pasando la titularidad primeramente a la ciudad y posteriormente a la Diputación Provincial. Es así que desde 1837 a 1846 ostenta la denominación de *Hospital Municipal* y por Real Orden de 27 de noviembre de 1846 pasa a llamarse por vez primera *Hospital Provincial*. Su inauguración tuvo lugar el 1 de septiembre de 1837 con un acto solemne en el que D. Telesforo Polo, miembro de la Junta de Beneficencia, manifestó «que sus individuos, redoblando su celo, consiguieron, sin molestar al público y sin ayuda municipal ni provincial, concluir la obra y abrir el hospital». Asistieron las autoridades municipales y provinciales y hubo una misa oficiada por los tres párrocos de

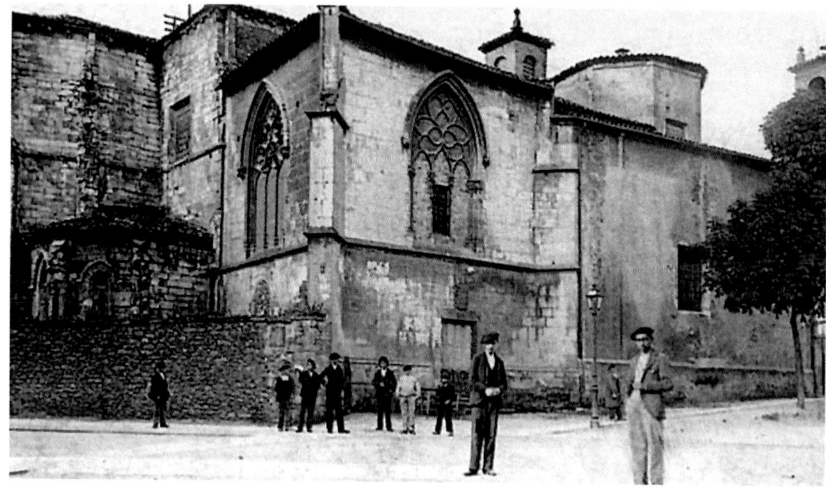

Figura 10. Hospital-Convento de San Francisco

la ciudad predicando el de San Tirso.[8] Dicho establecimiento ya funcionaba como hospital general con salas clasificadas por especialidades y en cuanto a cirugía con una abundante dotación de instrumental moderno.[12] Los médicos eran elegidos por oposición lo que suponía un valor añadido al prestigio del Hospital[59] (fig. 10).

Pronto se demostró insuficiente para una población que rondaba los 600 000 habitantes, pues solamente contaba con 200 camas. La ley de 7 de julio de 1882 autorizó a la Diputación la enajenación del Hospital-Convento y con el capital resultante de la venta a construir un nuevo Hospital-Manicomio Provincial que tendría 448 camas y estaría situado en la zona de Llamaquique. El Hospital-Convento, junto con la iglesia aneja de San Francisco, fueron demolidos una vez concluido en 1897 el nuevo Hospital-Manicomio Provincial y en su lugar sería construido el edificio de la Excelentísima Diputación, hoy de la Junta General del Principado de Asturias.[12]

En **Gijón** prosigue con su actividad el Hospital de Caridad, sito en la calle Cabrales y que había absorbido al Hospital de la Merced, gracias a los buenos oficios del párroco D. Antonio Cónsul Jove y de D. Juan Nepomuceno Cabrales que donó para este fin la mitad de su cuantiosa fortuna. El patronazgo sería mixto: municipal y de la Hermandad de Caridad. Otras donaciones importantes han sido las de D. Eusebio Álvarez Garaya y la de D. Jacinto Fernández Luanco. Un documento fundamental para conocer la historia de este hospital es la *Memoria acerca del Hospital de Caridad de la Villa de Gijón desde su fundación hasta el día* redactada por D. Estanislao Rendueles Llanos en 1864.[60] Disponía de un médico, un cirujano, un practicante y el capellán asumía la figura de *rector del Hospital*.[12] Muy destacada en Gijón ha sido la clínica privada del Dr. Bellmunt pero a este importante cirujano nos referiremos más adelante con mayor extensión.

En **Avilés** se constituye en 1837 la Junta de Beneficencia en el local del Hospital-Asilo de Peregrinos de la calle de Rivero. Su primer director fue D. Ramón Carreño, médico D. José López y cirujano D. Pedro Luis Martínez. Este hospital fue pródigo en recibir donaciones como la del canónigo de la Catedral de Oviedo D. Juan de la Cruz Ceruelo, la de los avilesinos D. Ángel Muñiz y Dña. Francisca Cambó, y las de la reina Isabel II, la reina Cristina y el rey Alfonso XIII.[12] La villa avilesina fue pionera en la asistencia social ya que en 1871 se creó para asistencia a los artesanos, adelantándose en muchos años a la Seguridad Social, la Sociedad de Socorros Mutuos que incluía auxilios médicos, farmacéuticos y ayudas económicas en caso de accidente y enfermedad.[12]

En otros lugares de Asturias casi todos los hospitales tenían más la consideración de asilo que de hospital no pudiendo ser entendidos como hospitales quirúrgicos con la excepción de los hospitales municipales de Luarca y de Llanes, construido este último en la última década del siglo.[61]

Cirujanos que ejercieron en Asturias durante el siglo XIX

Son numerosos los profesionales de la cirugía que desarrollaron su labor durante este siglo; trataremos con extensión variable en función de su importancia los más destacados y siguiendo un orden lo más próximo posible al cronológico ya que de algunos de ellos se desconocen las fechas de nacimiento, fallecimiento o nombramiento para ocupar plaza.

Joaquín Gómez Montaño. Cirujano en el occidente asturiano conocido popularmente como *el Cirujanón*. Llegó a acumular una gran fortuna que le permitió hacerse con muchos bienes inmuebles, el más emblemático de todos, el palacio de Cienfuegos que adquirió al conde de Peñalba y que totalmente restaurado es hoy día el monumento más destacado de la capital allandesa. No se conocen las fechas de su nacimiento y de su fallecimiento, pero es seguro que nació en el siglo XIX.[38] Como curiosidad que expresa gráficamente la costumbre muy asturiana de usar los aumentativos en *on* y los diminutivos en *in*, el Dr. César Fernández Ruiz relata haber conocido en su niñez en Lastres (Colunga) a un manipulador de fracturas y dislocaciones conocido como *el Cirujanín* por su corta estatura.[12]

Telesforo Polo Brid. Nacido en Medina de Rioseco en 1789 se graduó de bachiller, licenciado y doctor en el Real Colegio de San Carlos de Madrid. Pasó varios años en hospitales militares y en la villa riojana de Haro; por sus méritos fue nombrado cirujano de la Casa Real. En 1832 obtiene en brillante concurso de méritos la plaza de médico-cirujano del Ayuntamiento de Oviedo que desempeña hasta 1854 en que renuncia por su delicada salud tras 22 años de ejercicio. Tenía una gran habilidad quirúrgica y figura en su documentación haber abierto el abdomen de un paciente que padecía gangrena intestinal y que hacía vida normal diez años después siendo, probablemente, el primer cirujano en Asturias que abordó la cavidad abdominal con éxito.[62]

Agustín Ferrer y Manca. Nacido en Barcelona en 1802, se había formado en el Real Colegio de Cirugía Médica de su ciudad natal que había resultado de la fusión del Real Colegio de Cirugía con la Facultad de Medicina. En 1849 obtuvo la plaza de médico-cirujano convocada en Luarca tras haber ejercido en Gerona durante 8 años. En la villa valdesana permaneció durante 15 años gozando de gran prestigio. Posteriormente pasó a la ciudad de Oviedo donde estuvo 2 años más al cabo de los cuales se le rescindió el contrato y se desconoce su trayectoria posterior.[38]

Cayetano Alonso Casariego. Nació en Oviedo en 1821; de padre asturiano y madre de origen vasco, su segundo apellido verdadero era Ilundaín, pero siempre usó el Casariego. Se había formado en la Facultad de Medicina de Madrid donde alcanzó el grado de bachiller y posteriormente el de doctor en Medicina y Cirugía. Estuvo destinado en Ribera de Arriba, en Luarca y finalmente en Oviedo. Compartía la medicina primaria con la práctica quirúrgica en el Hospital Provincial. Era un cirujano polivalente que practicaba todo tipo de operaciones quirúrgicas y fue muy celebrada su extirpación de un tumor maligno de espalda en estado de putridez, seguida de curación, practicada a una hermana del mayorazgo teniente coronel D. Ramón Castañón. Falleció en Oviedo el 28 de febrero de 1898 y su funeral y entierro, multitudinarios, estuvieron presididos por todas las autoridades municipales y con presencia de toda la plantilla médica del Hospital Provincial.[62]

Plácido Álvarez-Buylla Santín. Nació en Pola de Lena en 1825 y ocupó durante 37 años la jefatura del Servicio de Cirugía del Hospital Provincial. Hay dos aspectos que le sitúan entre los médicos asturianos destacados del XIX: primeramente, es el primer eslabón de una saga familiar de médicos asturianos que llega hasta nuestros días; en segundo lugar, en 1848 presentó su tesis sobre la anestesia clorofórmica (*Memoria sobre el Cloroformo*), uno de los primeros trabajos sobre este anestésico publicados en nuestro país (el primero veremos más adelante que también es obra del cirujano asturiano González Olivares) solo un año después de que Simpson lo hiciese como primicia mundial en Edimburgo y cinco años antes de que se le aplicase a la reina Victoria de Inglaterra en el parto de su octavo hijo. Falleció en Oviedo en 1887.[62]

Ricardo Méndez-Piedra Casariego. Nació en Tapia de Casariego en 1825, estudió en el Colegio de San Carlos de Madrid y se formó en cirugía con el Dr. Sánchez Toca y en ginecología con el Dr. Corral y Oña. Con un porvenir prometedor en Madrid, prefirió volver a su Asturias natal y se estableció en Luarca en 1854. Solía viajar a Inglaterra acompañando a su padre, comerciante de curtidos, y en Londres visitaba la clínica de Spencer Wells, donde aprendió la técnica de la ovariectomía.

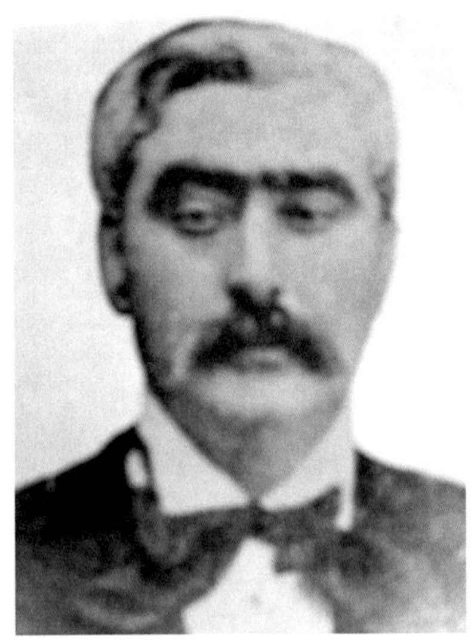

Figura 11. Dr. Ricardo Méndez-Piedra Casariego

En 1861 practicó en Luarca dicha técnica por primera vez en España; no se dispone de documentación escrita, pero Bellmunt, autor de la segunda practicada en Asturias en 1891, considera sin lugar a dudas que la primera en la nación había sido la practicada por Piedra 30 años antes. Falleció en 1885[63] (fig. 11).

Octavio Bellmunt y Traver. Probablemente sea el más destacado de los cirujanos que trabajaron en Asturias durante el siglo XIX. Nació en Avilés el 23 de marzo de 1845 en un ambiente familiar de elevada cultura ya que su padre, también médico, compartía el trabajo asistencial con la docencia en un colegio de segunda enseñanza conocido como *La Cátedra*; su madre, hija de francesa, dirigía una academia de francés. Cursa el bachillerato en Oviedo y la licenciatura en Medicina la comienza en Madrid y la finaliza en Barcelona en 1869. En 1879 lee su tesis de doctorado sobre la tuberculosis miliar y escrofulosa en la Facultad de Medicina de la Universidad Central.

Se establece definitivamente en Gijón donde cultiva la tocología-ginecología alcanzando un gran prestigio. Patentó en Francia un fórceps universal que tuvo gran éxito comercial y en 1891 realizó la segunda ovariectomía en Asturias reconociendo como la primera llevada a cabo en España la realizada por Méndez-Piedra en Luarca en 1861. Esta operación de ovariectomía realizada por Bellmunt se materializó en una fotografía posteriormente acuarelizada por Laverón y en la que están presentes, además de él, los ayudantes Dres. Ramos, Laverdure, Olañeta, F. Irigaray y E. Irigaray (figs. 12, 13 y 14).

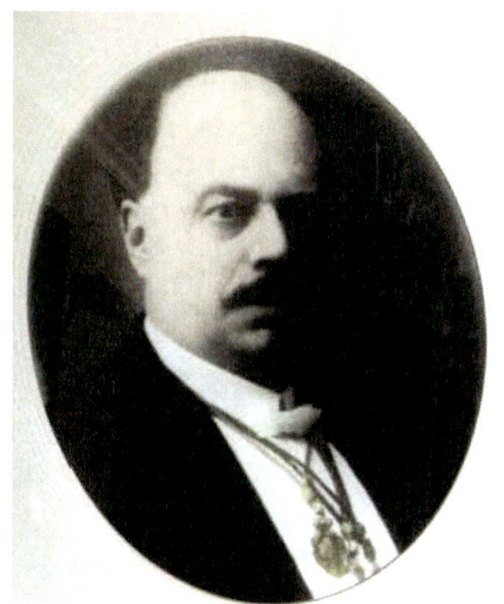

Figura 12. El Dr. Octavio Bellmunt y Traver

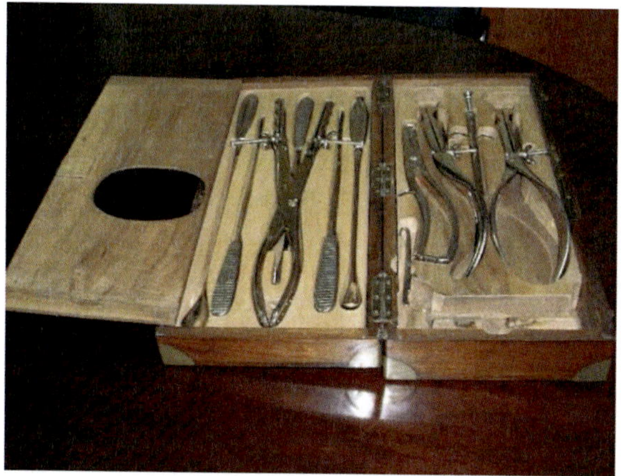

Figura 13. El fórceps universal del Dr. Bellmunt

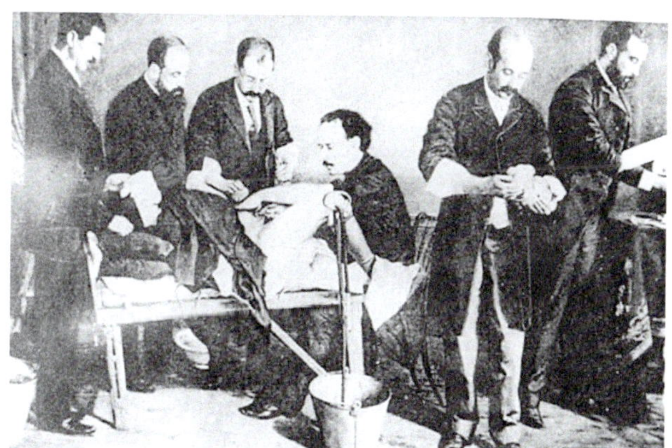

Figura 14. Operación de ovariectomía en 1891. De izquierda a derecha F. Ramos, M. Laverdure, J. Olañeta, O. Bellmunt, F. Irigaray y E. Irigaray

Además de la tocoginecología ejerció la medicina general, la laboral, la epidemiología, la medicina forense y elaboró preparaciones farmacéuticas: las *especialidades* del Dr. Bellmunt. Su personalidad era arrolladora y cuando visitaba a los pacientes, siempre con un clavel en la solapa, su llegada a los domicilios infundía gran tranquilidad; era habitual oírle decir «¿quién se muere en esta casa estando aquí el Dr. Bellmunt?». En Gijón gozaba de una autoridad moral inmensa y, como anécdota que lo confirma, estando en cierta ocasión en el teatro hubo un conato de incendio que empezaba a derivar en pánico cuando, subido en la butaca, arengó al público y organizó una salida ordenada sin consecuencias. Había visitado las más importantes clínicas de Europa con gran provecho, ya que dominaba el inglés (su padre había permanecido varios años en Irlanda) y también el francés pues su abuela materna, como ya hemos mencionado, era francesa.

Fue un hombre extraordinariamente polifacético; al lado de este extenso currículum médico cultivó otros campos como la fotografía, la industria editorial, la política, el deporte y la música: era un virtuoso pianista y violinista y compuso unos rigodones para piano a los que tituló *Ribadesella*. Colaboró desinteresadamente en todas las instituciones benéficas de su entorno y fue nombrado miembro de varias sociedades científicas y literarias españolas y europeas, entre ellas la Real Academia de Bellas Artes de San Fernando. Junto con Fermín Canella, rector de la Universidad, editó la monumental obra enciclopédica en tres tomos titulada *Asturias* que desde el punto de vista editorial fue un fracaso pues esperaba venderla masivamente en Hispanoamérica y no llegó a conseguir este objetivo. Por si fuera poco, un incendio destruyó por completo las instalaciones de su imprenta y a propósito de esto citaremos un hecho anecdótico que demuestra su gran honradez: lamentándose con su criado, conocido como *el Pintu de*

Contrueces, se quejaba sobre todo de haber perdido las valiosas planchas de los grabados de la obra *Asturias*; a lo que el Pintu le contestó: «no se preocupe D. Octavio, les planches saqueles yo a tiempu y téngoles debajo l'hórreo en Contrueces». Preocupado Bellmunt de que se le acusase de una treta para cobrar el seguro le obligó a arrojarlas al mar en una noche oscura a medio camino entre el muelle pesquero y el puerto de El Musel desde una gabarra alquilada (comunicación personal de su bisnieto Roberto Fontanellas de la Cerra). Podríamos extendernos mucho más, pero se sale de los objeticos de esta obra. Falleció como consecuencia de una hemoptisis en Gijón en 1910 y sus restos reposan en el cementerio de Ceares Tiene calles con su nombre en Oviedo y Gijón.[12, 64, 65, 66]

Otros cirujanos asturianos del XIX

Juan Álvarez Martínez era natural de Faedo (Cudillero) donde nació en 1817 y obtuvo el título de cirujano de 3.ª clase en el Real Colegio de San Carlos. Se dispone del original de este título que permite conocer muchos detalles sobre su persona y sobre el Real Colegio. Se desconoce en qué lugares ejerció.[67]

Carlos de Luis Montoto nació en Cabranes en 1845; su trayectoria quirúrgica es inseparable de la de Celestino Álvarez y volveremos más adelante sobre su figura.

Eugenio García Manso nació en Navia en 1855 y se licenció en Santiago de Compostela; regresó a Navia como médico titular y se hizo célebre por haber realizado una cesárea con total éxito en el domicilio de la paciente, ayudado por el médico de Pravia.[38]

En Gijón, en 1877, ejercían cuatro médicos cirujanos, dos para la ciudad (Ulpiano Vigil-Escalera y Eladio Carreño Valdés) y dos para las aldeas (José

Menéndez Álvarez y Ceferino Suárez Villamil.[68]

Silverio Suárez Infiesta fue un afamado oftalmólogo, formado en París con el Dr. Wecker, que ejerció privadamente y de forma simultánea en Oviedo y Gijón. Si bien muy competente en su especialidad utilizaba de forma un tanto excesiva la publicidad.[62]

El novelesco caso de injerto óseo practicado por el médico titular de Campomanes, **Carlos Pendás.** Este profesional era considerado por los coetáneos como muy trabajador, extravagante y audaz. En 1880, un joven trasportista de 18 años de edad que padeció una fractura abierta de tibia en un accidente fue valorado por los cirujanos del hospital improvisado en Pola de Lena para las obras del ferrocarril Gijón-León y por varios especialistas de Oviedo; todos coincidieron en aconsejar la amputación de la extremidad. Consultado el Dr. Pendás propuso una solución revolucionaria para la época que consistía en injertar un trozo de hueso animal (perro o gato) con el fin de conservar la extremidad. La operación se llevó a cabo en el domicilio de los padres del herido, sin anestesia (a pesar de que ya se disponía de ella en los hospitales) y tras tres meses de postoperatorio se dio por curado al paciente y conservada la extremidad. Todo apunta a creer que lo que practicó fue la extracción de un secuestro óseo y que un perro y un gato sacrificados al efecto no «participaron» en la reconstrucción de la extremidad.[7, 62]

Cirujanos asturianos que ejercieron fuera de Asturias durante el siglo XIX

Durante el siglo XIX algunos cirujanos nacidos en Asturias ejercieron total o parcialmente fuera de la región; el más destacado de todos, sin duda, el profesor José González Olivares, con un importante currículum universitario, asistencial e investigador.

José González Olivares. Nació en Oviedo en 1808, ciudad en cuya universidad cursó el bachillerato en Filosofía graduándose en 1823. A partir de aquí ya no volvió, al menos profesionalmente, a su ciudad natal. En 1830 alcanza el grado de licenciado en Medicina y Cirugía en el Real Colegio de Medicina y Cirugía de San Carlos siendo nombrado *alumno más sobresaliente de su promoción*. Ese mismo año oposita a la plaza de profesor ayudante que aprueba por unanimidad, pero la plaza se concede a otro opositor que era alumno interno. A partir de aquí inicia un periplo profesional que comienza en la provincia de Zaragoza como médico director del balneario de Baños de Tierma, donde permanece durante cinco años, continúa en Santiago de Compostela y Valladolid y concluye en Madrid.

En 1838 obtiene por oposición la plaza de cirujano titular del Hospital Real de Santiago siendo nombrado disector anatómico de la recién creada sala de disección y en 1844 alcanza el grado de doctor. Durante su estancia en el Hospital Real impartió la asignatura de Cirugía para la formación de cirujanos romancistas hasta que la titulación desparece en 1843 cuando entra en vigor el plan Mata (jocosamente conocido como *Mataplán*) que solamente deja dos facultades de medicina en España, Madrid y Barcelona. Las facultades restantes estarían dedicadas a la formación de *prácticos en el arte de curar*, de donde deriva el término *practicante* de uso generalizado hasta la creación de la titulación de Ayudante Técnico Sanitario (ATS). Santiago, junto con Cádiz y Valencia, recupera su Facultad en 1845 con el plan Pidal y el resto de facultades no lo hará hasta 1857 con el plan Moyano. Ese mismo año de 1845 gana la cátedra de Cirugía de la Universidad de Valencia, que puede permutar y así permanecer en Santiago. En 1858 obtiene la plaza de catedrático de Valladolid en concurso de traslado permaneciendo en esta ciudad hasta 1873 en que se traslada a la Universidad Central de Madrid donde se jubila en 1880.

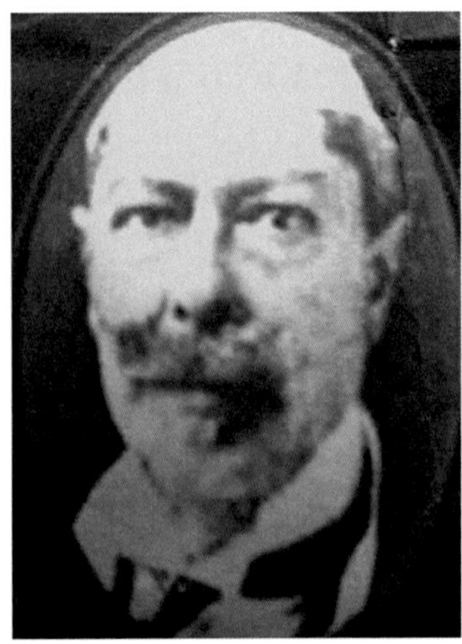

Figura 15. Profesor José González Olivares

La labor asistencial, docente e investigadora de Olivares es muy importante. En el terreno práctico era un cirujano habilísimo que destacó, entre otras técnicas, en la reconstrucción autoplástica de la cara, la talla hipogástrica y la mastectomía ampliada con extirpación ganglionar. Pero quizás su aportación más importante sea la relacionada con la anestesia por éter que practicó en enero de 1847, solamente 3 meses después de la primicia mundial de Morton en el Massachussetts General Hospital de Boston, un mes después de la primera practicada en España por Diego Argumosa en Madrid y a la vez que Mendoza en Barcelona y Machechán, también en Madrid. Junto con Vicente Guarnerio, Andrés de la Orden y el químico Antonio Casares, que les preparó el producto químico (todos ellos catedráticos en Santiago), fue el primero en emplear en España la anestesia clorofórmica en 1848. Indudablemente es un cirujano asturiano para la historia[69, 70] (fig. 15).

Cirujanos asturianos en el tramo final del XIX e inicios del XX

José María Pérez Gutiérrez. Nació en Pola de Siero en 1848, se licenció en Madrid y ejerció como médico titular en Candamo, Soto del Barco, San Esteban de Pravia y Castrillón. En este último municipio dirigió el pequeño hospital de empresa de la Real Compañía Asturiana de Minas en Arnao, se le adjudica la primera trepanación craneal hecha en España en los tiempos modernos y fue de los primeros en usar los rayos X. Patentó una pasta cicatrizante con el nombre de *cicatrizante Arnao* que era de uso obligatorio en los botiquines del Ejército español en la guerra de Marruecos. Fue condecorado con la gran cruz de Carlos III, la encomienda de la orden de Isabel la Católica y la gran cruz de Beneficencia de primera clase. Un desgraciado accidente automovilístico acabó con su vida en 1923. En Salinas, donde se conserva la casa familiar, se erigió un busto en su memoria.[12]

Ambrosio Rodríguez Rodríguez. Nació en 1852 en Sorrodiles de Cibea, Cangas de Tineo (hoy Cangas del Narcea), en el seno de una humilde familia campesina. Gracias a la generosidad de su tío Domingo Casares cursó el bachillerato en El Escorial y los estudios de Medicina en la Universidad de Madrid donde se licenció en 1876. Había sido alumno interno en el Servicio de Cirugía que dirigía el célebre profesor Federico Rubio y Gali en el Hospital de la Princesa y, ya titulado, participó como ayudante en la primera laringectomía total practicada en España por su maestro en 1878. Permaneció durante dos años en París y Berlín, regresando en 1880, año en que es nombrado *responsable de sala y publicaciones* en el recién creado Instituto de Terapéutica Operatoria por su maestro Federico Rubio. En 1882 obtiene el grado de doctor con una tesis sobre la utilidad del micrófono en la auscultación defendiendo la transmisión de sonidos entre profesionales por vía telefónica; en algún modo puede considerarse precursor de la telemedicina. Hombre muy inquieto, en 1885 se traslada a la República Argentina donde permanece durante 7 años y posteriormente se establece en Gijón donde ejerce durante 8 años más. Polifacético en extremo, además de la cirugía general cultivó la toco-ginecología y la medicina laboral. En este último campo, la Academia de Medicina de Madrid premia su obra *Higiene de los Trabajadores y Enfermedades de los Obreros* considerada una primicia en el mundo de la medicina del trabajo; este trabajo se lo dedica al entonces ministro de Trabajo D. Eduardo Dato e Iradier que más tarde sería presidente del Gobierno y que fue asesinado en un atentado terrorista. Dato había sido el autor de la primera disposición legal elaborada en España a favor de los trabajadores, la ley de Accidentes de Trabajo de 1900.

En 1902 fallece el maestro Rubio y Gali y Ambrosio Rodríguez es llamado por sus antiguos compañeros, conocedores de su destreza quirúrgica, para que se reincorpore a su entrañable Instituto de Terapéutica Operatoria ubicado en un nuevo edificio en La Moncloa en el que permanece, reencontrándose con la cirugía, hasta su muerte ocurrida en 1927. Era amigo personal y médico de la familia del Nobel D. Santiago Ramón y Cajal. Anecdóticamente este edificio fue totalmente destruido durante la Guerra Civil y en su solar edificó el profesor Jiménez Díaz la célebre Clínica de la Concepción.

Hombre de fuertes convicciones religiosas y gran devoto de la Virgen del Acebo, patrona de Cangas del Narcea, acudía cada año a modo de peregrinación a visitar el santuario de esta Virgen mientras su salud se lo permitió. En relación con esta característica personal de D. Ambrosio relatamos una última anécdota. En 1880, recién regresado de Alemania, un acaudalado cangués y amigo suyo residente en Madrid fue diagnosticado de un tumor maligno en un pómulo que ningún cirujano español estimó posible que fuera extirpable. D. Ambrosio sabía de la capacidad para tratar este tipo de tumores del profesor Langenbeck del Hospital de La Charité de Berlín que hacía poco tiempo había operado a una princesa rusa de un proceso similar con completo éxito. Le propuso acudir a él, lo que aceptó el paciente que además le pidió que le acompañase. El cirujano alemán realizó una extirpación completa que exigió la enucleación de un ojo y la evolución postoperatoria fue tormentosa hasta el punto de que el profesor Langenbeck les dijo pocos días después que no saldría de aquella noche; noche que ambos amigos pasaron rezando a la Virgen del Acebo. A la mañana siguiente todos los síntomas alarmantes habían desaparecido y el mismo profesor Langenbeck hizo el siguiente comentario: «*Der Glaube hat uns gerettet*» («la fe nos ha salvado»). Volvieron a España y se fueron directamente a dar gracias a la capilla de la Virgen del Acebo entrando de rodillas

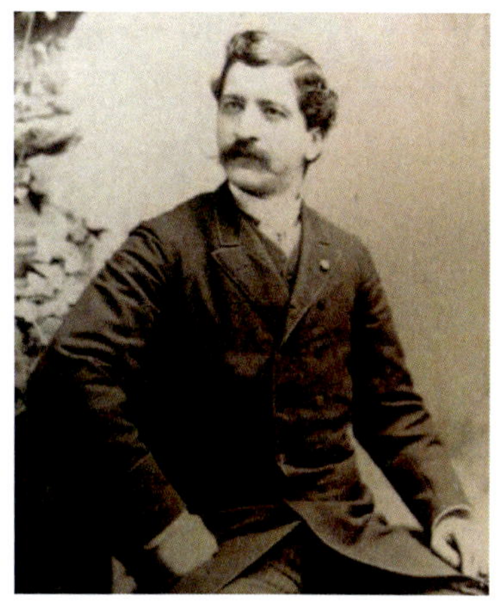

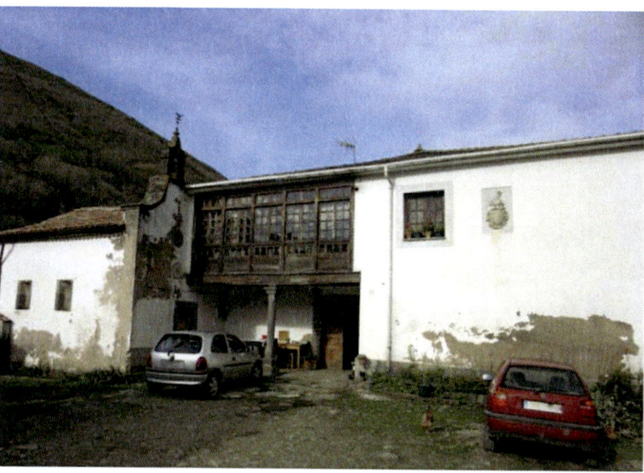

Figura 16. Dr. Ambrosio Rodríguez Rodríguez y su casa natal en Sorrodiles de Cibea

hasta el altar; el paciente vivió 16 años más. D. Ambrosio trató de promocionar el santuario, remedando al de Lourdes, y para ello propuso al párroco organizar una colecta entre los posibles benefactores (personas acaudaladas que tuvieran alguna relación con Cangas del Narcea). Nunca se llegó a materializar aquel deseo[38, 71] (fig. 16).

Adolfo Fernández Vega. Iniciador de una estirpe de oftalmólogos que llega a nuestros días, nació en Infiesto en 1856. Se licenció en Madrid en 1878. La mayor parte de su vida profesional está dedicada a la medicina general, primero en Infiesto y después en Oviedo. Pero le atraía especializarse y hace estancias en Madrid y París para formarse en oftalmología. En Ceceda (Nava), lugar de esparcimiento familiar, se le recuerda con la dedicación de una plaza en la que se colocó un busto. Falleció en Oviedo en mayo de 1936 a los 80 años de edad.[67]

Rafael Sarandeses Álvarez. Nació en Oviedo en 1858, siendo su padre también médico. Profesional polifacético, compartió labores de medicina general, de medicina del trabajo y de cirugía, habiendo sido médico de guardia del Hospital Provincial y posteriormente nombrado cirujano en este centro con la sala de cirugía San Roque a su cargo. Los que le conocieron directamente alaban su extraordinaria destreza: «verle operar era recibir una lección de habilidad, decisión y técnica extraordinarias». También llevó a cabo una importante labor social de la que es ejemplo la creación del Sanatorio Marítimo de Candás. Fue condecorado con la encomienda con placa de la orden civil de Sanidad en 1945. Falleció en Oviedo en 1955 a la avanzada edad de 97 años.[8]

Miguel Terrero y Estrada. Nació en Oviedo en 1862 y era hijo del gaditano, catedrático de Matemáticas del Instituto de Oviedo, don Diego Terrero. A los 26 años de edad ingresó en el Cuerpo Médico de la Beneficencia Provincial y fue destinado en primer lugar a la sala de cirugía y posteriormente a geriatría y oftalmología. En esta última especialidad desarrolló lo más destacado de su carrera. Además de su ejercicio médico cultivó la historia del Principado, siendo nombrado presidente de la Comisión provincial de Monumentos; bajo su presidencia se descubrió el ábside prerrománico de la antigua iglesia de San Tirso; fue condecorado con la encomienda con placa de la orden civil de Sanidad y distinguido con el nombramiento de académico correspondiente de la Academia de la Historia. Gran amigo de su colega Rafael Sarandeses, no nos resistimos a transcribir el simpático y corto poema en bable del hijo de este último, Francisco Sarandeses Pérez, con motivo de la comida celebrada en homenaje conjunto a ambos amigos y destacados cirujanos:[67, 72]

Daben a Miguel Terrero
y a mió pá, una comía,
pá poneyos una Cruz
allá'l final de so via.
A los postres, va mió pá
y emocionau y sentíu
faló, pá'spresai les gracies
al numerosu xentíu.
Y al dales dixu, qu'allí

Taba viendo n'aquel día,
Munchos amigos de sempre...;
Utros, que nun conocía.
Y diz Ernestu Macías
Presente n'autu tamién:
Pos... nón conociendo a'algunu
non sabe que suerti tién...!!!

D. Miguel falleció en Madrid, donde reposan sus restos, en 1955.

Celestino Álvarez Peláez. Puede considerarse uno de los grandes cirujanos asturianos. Nació en Casazorrina (Salas) en 1862. Cursó el bachillerato en el colegio de Los Cabos de Pravia y la licenciatura en la Facultad de Salamanca. Ha sido un cirujano autodidacta. En su Salas natal abrió una clínica quirúrgica que puede considerarse la primera de carácter privado con edificio propio establecida en la región. Tras un corto periodo salense se traslada a Gijón, donde abre un nuevo sanatorio en la carretera de Ceares en el que permanecería durante tres años. Pero su meta era establecerse en Oviedo y en 1910 funda una nueva clínica en la calle Marqués de Teverga. Viajó por las principales ciudades españolas con objetivos de aprendizaje y visitó las más importantes clínicas quirúrgicas de Suiza y Alemania.

D. Celestino modernizó la cirugía regional en muchos sentidos: sus clínicas privadas disponían de un espacio dedicado a quirófano (hasta entonces la cirugía privada se ejecutaba en los domicilios de los pacientes), cuidaba mucho el manejo de la anestesia que encomendaba a uno de sus ayudantes y en su clínica de Salas se practicó la primera apendicectomía en Asturias en 1904. Es aquí donde tuvo como colaborador y primer ayudante a Carlos de Luis Montoto, que renunció a abandonar su plácida existencia en Belmonte de Miranda cuando D. Celestino le propuso que le acompañase a su clínica de Ceares; otro colaborador de esa primera época fue Bernardino Pumarada Hevia. El Dr. Álvarez tenía gran inquietud investigadora y al haber observado tras la extirpación de un voluminoso lipoma dorsal que el paciente había curado de una úlcera duodenal intuyó que se podía actuar de forma indirecta sobre la acidez gástrica a tra-

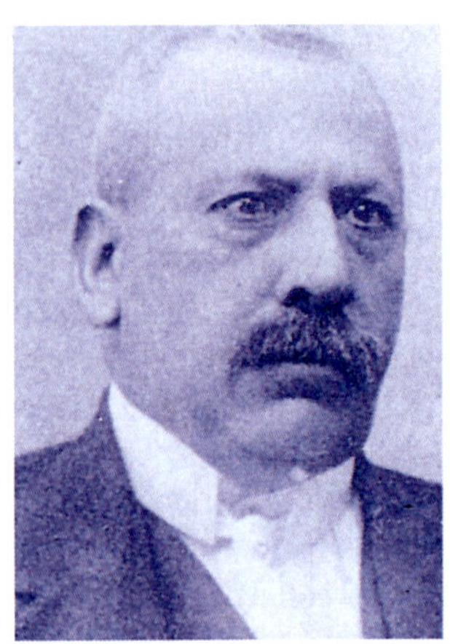

Figura 17. Dr. Celestino Álvarez Peláez

vés de la sección de los nervios parasimpáticos. Igualmente preconizó, basándose en estudios experimentales, la curación de la tuberculosis pulmonar seccionando los *rami comunicanti* cervicales con la intención de provocar una vasodilatación en las lesiones pulmonares; técnica que llegó a recibir el nombre de *operación Álvarez* y que tuvo muchos defensores, pero también muchos detractores (fig. 17).

En Oviedo tuvo varios discípulos que después destacarían en la cirugía regional y nacional: los doctores Antonio Getino, Carlos López Fanjul, Pedro Miñor y, el más destacado de todos, el Dr. Francisco García Díaz que sería tiempo después su yerno. D. Celestino falleció en Oviedo el 9 de mayo de 1938 y sus restos reposan en el cementerio ovetense de El Salvador. El Ayuntamiento de Oviedo dio su nombre a una calle[7, 38, 73] (fig. 18).

Eduardo Suárez Torres. Destacado ginecólogo nacido en La Coruña en 1864. Hace los estudios de Medicina en la Facultad de Santiago de Compostela, la licenciatura en la de Valladolid y el doctorado en la Universidad Central con la tesis titulada *Consideraciones acerca de la hematuria bajo el punto de vista del diagnóstico*. Durante dos años hace prácticas en el Hospital Provincial de Madrid y posteriormente se incorpora al Instituto Rubio de Terapéutica Operatoria del Dr. Federico Rubio y Gali permaneciendo dos años bajo la tutela del Dr. Eugenio Gutiérrez auténtico pionero de la ginecología española. Se estableció después en Burgos y finalmente en 1904, de forma definitiva, en Gijón. Fue un cirujano polivalente que cultivó con mucho éxito campos tan variados como la ginecología, la cirugía hepática, la cirugía prostática, las deformaciones faciales, la cirugía del bocio y hasta la acupuntura. Publicó numerosos trabajos en revistas de impacto y es uno de los introductores de la raquianestesia en España junto con Sacanella en Barcelona, Segarra en Valladolid y Lozano en Zaragoza, comenzando a emplear la técnica en 1900, solo un año después que el iniciador en el mundo Augusto Bier, en Berlín. En Gijón ejerció primeramente en el Sanatorio del Rosario y después en el Sanatorio San José, de su propiedad. Persona muy caritativa, no cobraba a los pacientes económicamente débiles e incluso les abonaba los gastos del postoperatorio. Falleció en 1932.[73]

Antonio Cachero y Diego Pelayo. En 1891 ejercían en Gijón los cirujanos Antonio Cachero y Diego Pelayo, este último formado en Alemania, primero en Hamburgo y posteriormente en Berlín al lado del profesor Frankel.[7]

El profesor Antonio Ortega Jiménez, natural de Alcázar de San Juan (Ciudad Real), ejerció en Gijón, pero por su labor científica e investigadora fue nombrado profesor clínico de la Facultad de San Carlos y Agregado del Hospital de la Princesa. Realizó su

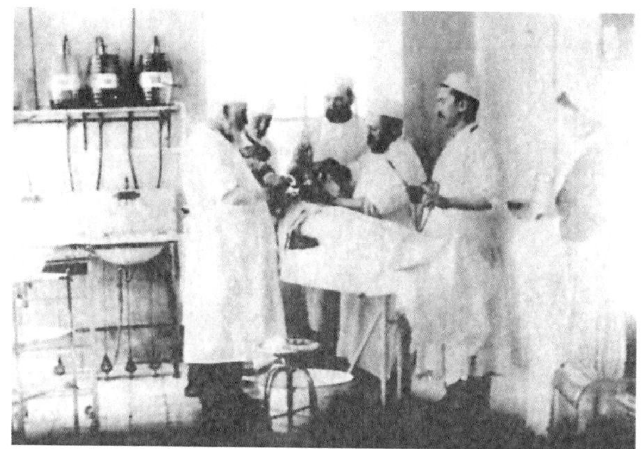

Figura 18. Operación de D. Celestino Álvarez en Salas. De izquierda a derecha los doctores Carlos de Luis Montoto, Bernardino Pumarada, el farmacéutico Celestino Fuertes, Dr. Celestino Álvarez, el enfermero José García y la enfermera Consuelo de Dimas

tesis doctoral sobre la *Desarticulación de la Cadera* que está recogida en una monografía. En 1900 la Real Academia de Medicina de Madrid premió su trabajo *Indicaciones de la Laparotomía Supraumbilical* nombrándole académico correspondiente. Ha sido un gran aficionado a la fotografía. Su hijo el Dr. Francisco Ortega Fernández de la Granda fue un prestigioso endocrinólogo que ejerció siempre en Gijón.[73]

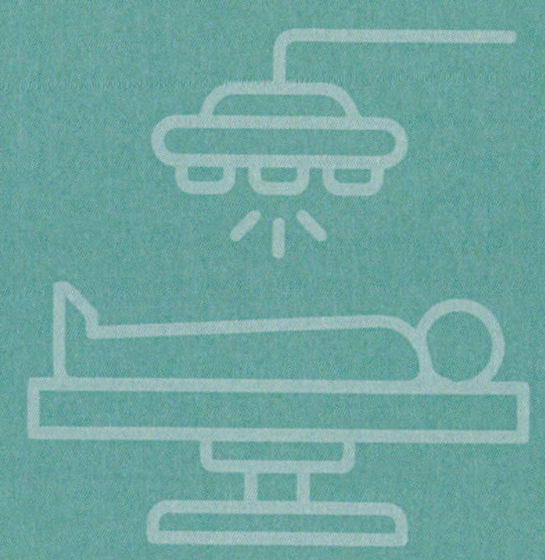

Segunda parte

De los comienzos del siglo XX a la actualidad

Capítulo Sexto

La cirugía asturiana en la Contemporaneidad

Acontecimientos importantes en el mundo, España y Asturias

El siglo xx es tan rico en acontecimientos con gran influencia sobre el desarrollo de la cirugía que planificar su historia es labor harto compleja. Desgraciadamente es inevitable acudir al tópico de que las guerras han servido de forma determinante para los avances en esta rama de la medicina y los episodios bélicos de esta centuria han sido numerosos, muy cruentos y algunos han afectado a la práctica totalidad de la geografía mundial. En España los conflictos más importantes han sido la guerra del norte de África, la Revolución de 1934 y, el más grave de todos, la Guerra Civil (1936-39). En Asturias, al igual que en toda España, estos conflictos han influido en la historia de la cirugía regional de forma importante. Las mismas consideraciones son aplicables al siglo xxi con el añadido de que, en lo que va de este siglo, la cirugía mundial, española y asturiana han experimentado drásticos cambios que serán considerados más adelante.

En el **campo estricto de la cirugía**, al igual que ocurre en el resto del mundo, el desarrollo es gigantesco: se culmina el abordaje de todos los rincones anatómicos; con los avances en biología, bioquímica y genética, se comienza a comprender la dinámica de líquidos y electrolitos, del equilibrio ácido-base y las bases moleculares de la enfermedad. Joseph Lister y Louis Pasteur encabezan el uso de la asepsia y antisepsia y más adelante, con Domagk y Fleming, se inicia la quimioterapia antiinfecciosa y, sobre todo, la era antibiótica; el descubrimiento de los grupos sanguíneos por Karl Landsteiner en 1900 permite el uso seguro de la transfusión sanguínea; la nutrición parenteral, iniciada por Dudrick en Suecia, resuelve problemas nutricionales severos en el paciente quirúrgico y se introduce la cirugía de la obesidad mórbida; la tecnología permite no solamente realizar abordajes y técnicas hasta entonces complicadas, sino que reduce el trauma operatorio de forma muy importante (como ejemplos significativos, la cirugía endoscópica gracias a la óptica flexible, o los aparatos de sutura mecánica); la máquina corazón-pulmón; el empleo de simuladores con imágenes tridimensionales individualizadas de los órganos de los pacientes permite ensayar en realidad virtual la técnica a emplear en el «paciente a intervenir al día siguiente», lo que incrementa notablemente la seguridad ante imprevistos desagradables; la asistencia del paciente quirúrgico mejora extraordinariamente con la creación de la especialidad de anestesiología y reanimación, así como de las Unidades de Cuidados Postoperatorios y de Vigilancia Intensiva que liberan de forma muy importante al cirujano de una labor compleja y complementaria al acto quirúrgico; se generaliza la cirugía de implantes, reimplantes y trasplantes gracias a los avances en inmunología; se implanta la microcirugía, la cirugía endoluminal, la cirugía mayor ambulatoria (cirugía sin ingreso), el control de calidad y nuevos biomateriales de gran calidad incrementan de forma notable la tolerancia del organismo a su implante. Los avances en el terreno del diagnóstico como los biomarcadores, ultrasonidos, tomografía axial computerizada (TAC), resonancia nuclear magnética (RNM), colonoscopia virtual y en el ámbito terapéutico la quimioterapia, terapéutica antiinfecciosa, hormonoterapia, oncología radioterápica y medicina nuclear, como coadyuvantes de la cirugía, inciden en una mejora evidente de los resultados.

Hospitales quirúrgicos, instituciones formativas y organización territorial de la asistencia sanitaria en España

Desde el punto de vista de la **asistencia sanitaria española** durante este siglo, sobre todo en sus años centrales, se puede hablar de una auténtica revolución. La creación de numerosos hospitales públicos generales o sectoriales, de hospitales de organizaciones empresariales y de clínicas privadas monográficas o generales es abrumadora. En 1942 se crea el Seguro Obligatorio de Enfermedad para la asistencia a trabajadores por cuenta ajena y comienza la construcción de hospitales del estado, en un primer tiempo solamente para asistencia quirúrgica, que reciben el nombre de *residencias sanitarias* y que complementan el servicio asistencial que presta la Obra Sindical 18 de Julio; más adelante la asistencia sanitaria tendrá el carácter de universal. Las administraciones de las provincias se encargarán, a través de los hospitales provinciales, de la asistencia sanitaria de beneficencia. Diversas mutualidades privadas y otras instituciones de carácter asistencial sanitario, van a ser determinantes en la atención médico-quirúrgica de la práctica totalidad de la población.

En el **ámbito educativo** destaca la regulación de las especialidades médicas, la creación del sistema de formación de médicos internos y residentes y la creación de nuevas facultades de medicina y de escuelas de enfermería, fisioterapia, logopedia, foniatría y terapéutica ocupacional. En el terreno organizativo de los servicios quirúrgicos la jerarquización termina con el arcaico sistema de los cupos formados por *miniequipos* independientes de jefe y ayudante. Un acontecimiento importantísimo, derivado de la recuperación de la democracia en 1975, es la creación del Estado de las autonomías que tiene un efecto acusado en el ámbito sanitario ya que la gestión de la sanidad es transferida a las comunidades autónomas.

La cirugía asturiana durante el siglo XX

La región asturiana participa, como no puede ser de otra forma, de la profunda transformación nacional y mundial, pero con algunas peculiaridades que más adelante señalaremos. El número de centros asistenciales quirúrgicos y de cirujanos es tan elevado durante este siglo que planificar su historia es realmente complicado, pues es necesario compaginar cronología, ámbito geográfico, episodios bélicos de especial incidencia en la asistencia quirúrgica, centros asistenciales, especialidades con contenidos quirúrgicos y profesionales que las ejercen, y sistemas e instituciones formativas relacionadas con la cirugía. Es inevitable salirse con frecuencia del criterio cronológico y, tanto en lo referente a centros asistenciales como a cirujanos ejercientes, es obligado tratarlos con extensión muy variable, siendo algunos de ellos simplemente citados y los considerados más destacados contemplados con mayor extensión. También es inevitable caer en alguna repetición al tratar la historia tanto de centros como de cirujanos que surgen en el siglo XX y que están presentes en el actual siglo. En cuanto a los profesionales se seguirá el criterio de incluir solamente a los ya desaparecidos mencionando a los que viven en la actualidad solo cuando sea inevitable citarlos por estar ligados a instituciones o a acontecimientos que merecen descripción pormenorizada siguiendo el principio de que su historia personal aún está inacabada, pero sin llegar a tratar su biografía *in extenso*.

La cirugía en Asturias en la Guerra Civil[43, 74, 75, 76]

Distribución territorial. En Asturias, al estallar la Guerra Civil, el reparto territorial se resume en un Oviedo cercado y un reparto del resto del territorio que en el occidente pasó en pocas semanas del bando republicano al llamado *bando nacional* y en el centro y oriente se mantuvo del lado republicano durante poco más de un año hasta que en septiembre de 1937 quedó toda la región en manos de los *nacionales*. Lógicamente esta distribución geográfica repercutió en la asistencia quirúrgica hospitalaria.

El cerco de Oviedo y la asistencia quirúrgica. En Oviedo el Hospital-Manicomio de Llamaquique sustituye al anticuado e insuficiente Hospital-Convento de San Francisco y comprendía el Hospital Provincial, el Pabellón Militar y el Pabellón Psiquiátrico; situado en la línea del frente fue completamente destruido en febrero de 1937, lo que llevó a la ocupación de iglesias, conventos, escuelas y otros locales públicos y privados como, por ejemplo, los centros asistenciales. Los terrenos habían sido adquiridos a Dña. María del Carmen Méndez Vigo y constaba de un módulo alargado del que emergían perpendicularmente cinco pabellones,

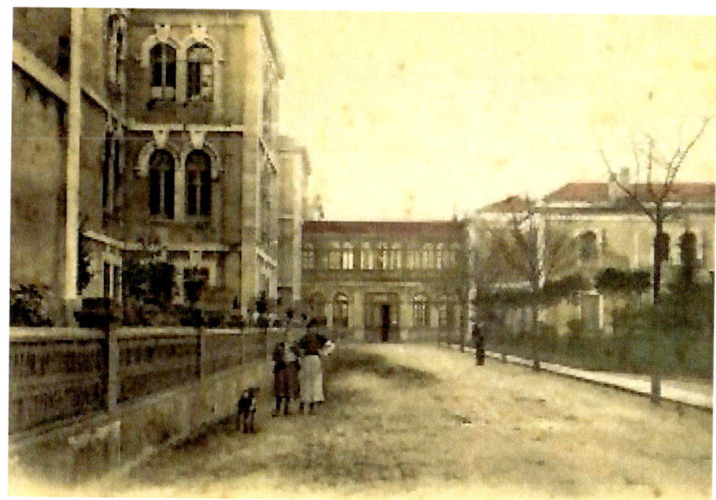

Figura 19. El Hospital-Manicomio Provincial antes de su destrucción

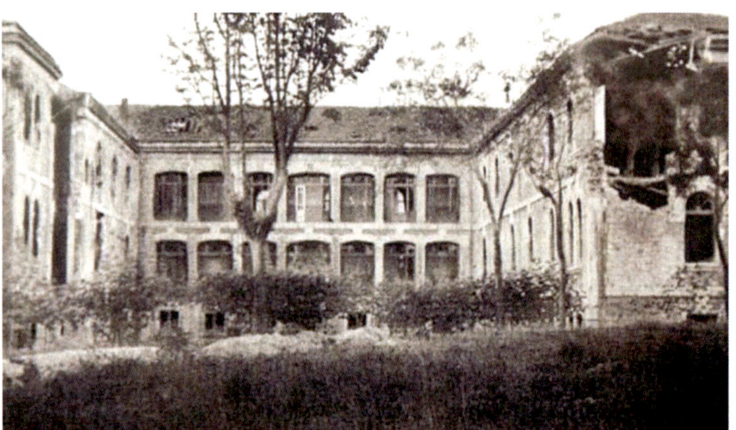

Figura 20. El Hospital-Manicomio Provincial tras su destrucción en febrero de 1937

uno dedicado a hospital militar, y enfrente se situaba el módulo de manicomio con zonas para hombres y mujeres separadas por la capilla. Tenía 448 camas y su estructura se distribuía en sótano, bajo y dos plantas. Su construcción se prolongó desde 1882 a 1897 y fue inaugurado con gran solemnidad[8] (figs. 19-20).

El convento e iglesia de los jesuitas (Las Salesas) fue sede provisional del Hospital Provincial y del Hospital Militar hasta la ubicación del primero en pabellones del Orfanato Minero y la ocupación por el segundo de un nuevo edificio inaugurado en 1946 en el barrio de Pumarín. El Hospital Provincial, una vez establecido el pasillo que conectaba Oviedo con el occidente *nacional* se repartió transitoriamente entre Tapia de Casariego y Boal. Una larga serie de cirujanos, que más adelante comentaremos con mayor detalle, participó en la asistencia quirúrgica en la ciudad sitiada y en los equipamientos quirúrgicos de los sitiadores. Entre estos últimos destacamos, por su intensísima actividad quirúrgica, el equipo del doctor Vicente Vallina García, del que trataremos más adelante tanto en su actividad durante la guerra, como después en la vida civil.[76]

En la zona republicana, el Hospital Provincial se instaló en los hoteles Favila y Pelayo de Covadonga, pero tanto en una como en otra zona se instalaron pequeños hospitales, llamados *de* *sangre*, en elevadísimo número que es innecesario relacionar. En Gijón se derribó en 1936 el primitivo Hospital de Caridad que se instaló en la finca Moriyón en un pequeño edificio precursor del actual Hospital de Jove.[7]

En toda la región, tanto en el sector republicano como en el nacional, se aprovecharon al máximo los hospitales que ya estaban en funcionamiento en toda la región y, dadas las circunstancias, se crearon otros muchos en las principales ciudades y villas siendo los más importantes los de Oviedo, Gijón, Avilés, Mieres, Langreo, Siero, Infiesto, Arriondas, Ribadesella, Llanes, Nueva de Llanes, Grado, Salas, Pravia, Tineo, Cangas del Narcea, La Espina, Trevías, Luarca y Jarrio.

Equipos quirúrgicos relevantes durante el conflicto bélico en Asturias

En **Oviedo,** el capitán legionario **Cortés de Legido** era el jefe de la sanidad militar y estaban a sus órdenes los cirujanos capitán Fernando Conde, el civil Manuel Álvarez-Buylla y el capitán Gustavo Manrique conocido socarronamente como *el operador que no opera* pues todo lo resolvía con tratamientos médicos; cuando el capitán Conde le llamó la atención por dicha actitud abstencionista en extremo esgrimió unas estadísticas en las que afirmaba haber reducido en un 30 % la mortalidad gracias a dicha postura conservadora.[74]

Dos anécdotas en relación a este periodo de la guerra en la capital carbayona. La primera se refiere a una alarma que se produjo cuando las escayolas empleadas en el hospital se reblandecían en pocas horas hasta casi licuarse. El capitán Conde amenazó al jefe de la farmacia militar, Dr. Ángel Ramos, con dar cuenta al Gobierno militar bajo la sospecha de sabotaje. Investigado el caso se aclaró que la monja encargada de prepararlas añadía grandes cantidades de sal para obtener un fraguado inmediato pero la absorción de la humedad ambiente por el compuesto salino era la causante del rápido reblandecimiento.[74]

La segunda anécdota, oída personalmente de labios del Dr. Joaquín García Morán, allí presente, y del que trataremos seguidamente, se refiere a que, invitadas las autoridades civiles y militares por el comandante Caballero a una cena en el ayuntamiento, fue servido un filete de carne de tan extrema dureza que no la entraba el cuchillo; el capitán legionario Cortés, también conocido como el *León del Rif*, desenfundó su pistola y apuntando sobre la durísima carne espetó: «te resistes al arma blanca pero no lo harás al arma de fuego». No alcanzamos a recordar como finalizó aquel extraño incidente.

Dr. Francisco García Díaz, del que trataremos con mayor extensión más adelante, era el jefe del Servicio de Cirugía Ortopédica y Traumatología del Hospital Provincial y tuvo una actuación destacadísima y exitosa en la asistencia a los heridos del Oviedo sitiado utilizando los modernos principios de Bastos y Trueta en el tratamiento de las fracturas abiertas consistentes en tracción continua o aplicación de yeso oclusivo y fenestrado. Llevó a cabo su labor en el improvisado hospital de la iglesia de San Isidoro y en el Hospital Militar de Las Salesas. D. Francisco se llevó un gran disgusto cuando el 17 de octubre de 1936 tuvo necesidad de intervenir de una fractura abierta de fémur al teniente coronel Teijeiro, jefe de la columna gallega que rompió el cerco de la ciudad, que una vez operado envió al Hospital de Luarca entendiendo que era zona más segura. Por las dificultades del momento el traslado duró 36 horas y cuando el capitán médico Dr. Sierra recibió al herido presentaba una gangrena gaseosa gravísima que le provocó la muerte en pocos días. Su antiguo paciente y amigo el comandante Caballero le reconfortó muy amablemente en este desgraciado caso. García Díaz posteriormente fue trasladado al Hospital de Oza en La Coruña.[76]

Dr. Joaquín García Morán. Eminente cirujano asturiano, del que posteriormente trataremos más extensamente, era el jefe del Servicio de Cirugía General en el Hospital Provincial y durante el cerco de Oviedo trabajó en el hospital improvisado en el Palacio de la Diputación y en el Hospital Militar de Las Salesas. Como todos los cirujanos de aquella época era un cirujano integral, pero su dedicación a la cirugía abdominal y digestiva fue su campo de acción casi exclusivo; no en vano se había formado en patología digestiva con el legendario profesor Madinaveitia en Madrid antes de dedicarse exclusivamente a la cirugía. Introdujo técnicas quirúrgicas novedosas para aquel entonces como, por ejemplo, la sutura en dos planos en el tubo digestivo Un destacado ayudante suyo fue el después Dr. Luis Pérez Herrero, en aquel momento estudiante del último curso de Medicina.[76]

Una apreciación personal del autor de estas líneas es que debe ser destacada la sabia decisión de los doctores García Díaz y García Morán de que, siendo ambos cirujanos integrales y jefes de servicio de cirugía, canalizaron sus esfuerzos por separado y de mutuo acuerdo hacia la traumatología el primero y hacia la cirugía digestiva el segundo, adelantándose en muchos años a la separación oficial de ambos campos y alcanzando cada uno de ellos un enorme prestigio en su área respectiva.

Dr. Alfredo Blanco González. Era el cirujano encargado de la asistencia a la población civil y desarrolló su labor en pequeños hospitales improvisados, entre ellos el establecido en La Gota de Leche de la calle General Elorza y en el antiguo Hospicio. El Dr. Blanco refiere que las frecuentes averías en el suministro eléctrico le obligaban en muchas ocasiones a operar con candiles de carburo, lo que le impedía utilizar el éter como anestésico para evitar explosiones, y debía acudir al uso del cloroformo con mascarilla de Esmarch. Roto el asedio de la ciudad fue destinado un corto tiempo a hospitales de La Coruña capital y Oza, siguiendo la estela de su maestro en Oviedo, el Dr. García Díaz. Volveremos a tratar sobre su figura más adelante.[76]

Dr. Vicente Vallina García. A este extraordinario cirujano le sorprendió la guerra en el Sanatorio Adaro de Sama de Langreo donde trabajaba como médico de guardia y, puesto que su director el Dr. Julio Jolín Daguerre estaba ausente, tuvo que desarrollar en primera persona una actividad quirúrgica extraordinaria. El Adaro había sido creado en 1910 por el ingeniero de minas D. Luis Adaro y Magro con objeto de dar asistencia a los accidentados de la minería y de la siderurgia y comenzó su actividad en febrero de 1914; como si fuese premonitorio, en este mismo mes nacía Vicente Vallina que tanto prestigio le daría años después a este hospital. En 1936, el Dr. Vallina, con solo 22 años de edad, se vio envuelto en una vorágine quirúrgica estremecedora; fue rápidamente trasladado como médico de batallón al puesto de vanguardia en el Club de campo del Centro Asturiano de la Habana, situado en la falda del monte Naranco, poco después al hospital establecido en el Hotel Favila de Covadonga, más tarde al hospital que ocupaba en Cayés (Llanera) el chalet de los Guisasola (como cirujano de vanguardia), posteriormente al frente de León y finalmente al Sanatorio del Patronato San José de Gijón hasta que fue movilizado por el mando nacional una vez superada sin problemas la depuración en la Audiencia Militar de Gijón, y destinado a La Coruña donde trabajó bajo la dirección del profesor Barcia Goyanes. Tras pasar tres meses como médico de prisiones en la cárcel de Oviedo (plaza obtenida por oposición) fue destinado al frente del Ebro, pero una infección urinaria grave no le permitió seguir en cirugía de vanguardia y regresó al Adaro donde permanecería toda su vida profesional. Ya en este centro su actividad quirúrgica fue intensísima. El tratamiento de los heridos y fracturados se hacía con los métodos más avanzados pues el Dr. Jolín, tras una formación inicial al lado del Dr. García Díaz, había reforzado su formación con los grandes traumatólogos del momento especialmente con el profesor Böhler en el Unfallkrankenhaus de Viena. Las fracturas abiertas se irrigaban con el líquido de Dakin-Carrel (hipocloritos) y se utilizaron procedimientos entonces novedosos como la tracción continua y todo el dispositivo que dicha técnica requiere. Las heridas por arma de fuego no se suturaban en un principio lo que aumentó notablemente la evolución favorable. La casuística que el Dr. Vallina acumuló en todos estos destinos es deslumbrante, abrumadora y comprende los traumatismos de todo tipo: craneoencefálicos, cérvico-faciales, torácicos, abdominales, vasculares, nervios periféricos y músculo-cutáneos. Su descripción detallada se puede encontrar en la obra *Los médicos y la medicina en la Guerra Civil.*[43, 76, 77]

Otros cirujanos que tuvieron una intensa actividad durante el cerco de Oviedo. El Dr. José Ramón Miranda Díaz, que había realizado una de las primeras toracoplastias en España, técnica que aprendió del iniciador mundial el profesor Ferdinand Sauerbruch en Alemania, dirigía el Sanatorio Antituberculoso del Naranco (en manos republicanas) y, desoyendo los consejos de sus amigos, atravesaba cada día las líneas del cerco para visitar a sus pacientes. Un día le encontraron muerto a tiros en las proximidades del Sanatorio. Los doctores Antonio Fernández Getino, José González Granda, Carlos López Fanjul, Marcelino Olay, Dionisio Cuesta, Manuel Cueto Guisasola y Ernesto Macías, han sido otros cirujanos que participaron en la asistencia quirúrgica en el Oviedo cercado.[73]

En Gijón, el Dr. Benigno Morán Cifuentes, gran traumatólogo nacido en esta ciudad en 1903, tras licenciarse y doctorarse en la Universidad de Madrid se formó en traumatología con el prestigioso Dr. Manuel Bastos Ansart. Bastos, a su vez, fue discípulo del legendario catedrático de Cirugía de Madrid el profesor León Cardenal. El Dr.

Bastos había adquirido una gigantesca experiencia en la guerra de Marruecos y en la Guerra Civil española. El Dr. Benigno Morán formó en Gijón un equipo muy eficaz en el que colaboraban cirujanos tan prestigiosos como César Alonso, Luis Alvargonzález, Jesús Ribas Ribero y Felipe Sánchez. Como su primer centro de trabajo, el Hospital de Caridad, fue demolido en 1936 se instalaron en un edificio mucho más amplio de cuatro plantas en el barrio de Granda. Recibían allí, además de los heridos del frente local, muchos trasladados desde Bilbao, lo que suponía jornadas interminables de trabajo; aplicaban las más modernas técnicas al igual que se hacía, según referencia anterior, en el Sanatorio Adaro. El equipo de Morán Cifuentes continuó su trabajo una vez ocupada por los nacionales la ciudad de Gijón en el mismo edificio «como si no hubiese pasado nada», pero Luis Alvargonzález, de ideas republicanas, fue condenado a muerte en el *proceso de depuración*, después se le conmutó la pena y, casado con una cubana, emigró a la isla caribeña donde terminó sus días trabajando como traumatólogo. Benigno Morán falleció en Gijón en 1997, a los 94 años de edad; de su destacada actividad deportiva se debe recordar que, junto con Alfonso Argüelles, acompañó en la canoa a Dionisio de la Huerta en los entrenamientos previos y en el primer descenso del Sella en 1929.[43, 75, 76, 77, 78, 79]

El capitán médico Ángel Soutullo López. Destinado al Regimiento de Simancas de Gijón acudió al cuartel respondiendo a la cita que le enviaron y desarrolló una gran labor durante el mes que duró el asedio a pesar de la escasez de medios que llegó a ser absoluta. Cuando las tropas republicanas entraron y lo iban a fusilar gritó «no me matéis que soy el médico». Lo llevaron a un consejo de guerra en que se defendió aludiendo a los postulados de la Cruz Roja Internacional de que el médico «no tiene colores, ni credos ni fronteras». Le preguntan los jueces si estaría dispuesto a colaborar con el Ejército republicano y, esgrimiendo los mismos principios, es enviado al frente como médico de batallón. Su experiencia en la guerra de África hizo que dominase la organización de la asistencia médica en campaña y llegó a ser subjefe de sanidad en el norte de España. Detenido por el Ejército nacional fue sometido a nuevo consejo de guerra en el que se dio la paradoja de que el fiscal pidió la pena de muerte por traición y el defensor la laureada individual de San Fernando por haberse comportado heroicamente al acudir a la llamada del cuartel de Simancas. Lo condenaron a doce años, cumplió seis de ellos y falleció poco después de obtener la libertad.[43, 76]

Los equipos quirúrgicos de Covadonga. En Covadonga, zona republicana, el Santuario se destinó a salón de baile y cinematógrafo; afortunadamente el retablo y la imaginería fueron respetados (estos últimos retirados del templo) pero no la Santa Cueva que fue pasto de las llamas. ¿Y la imagen de la Santina?; volveremos más adelante con su interesante peripecia; los hoteles Favila y Pelayo fueron habilitados como hospitales. En estos trabajó un corto tiempo, como ya ha sido comentado, el Dr. Vallina García que tan enorme labor desarrolló después en los hospitales del Ejército que sitiaba la ciudad de Oviedo, en Gijón y en el frente de León.

Dr. Julián Clavería Gonzalo.[73, 80] Figura emblemática de los cirujanos de Covadonga, nació en Oviedo el 13 de junio de 1885 y su padre, Ramón Bautista Clavería, natural de Langreo, era médico en La Felguera y posteriormente cirujano en el antiguo Hospital-Convento de San Francisco. D. Julián se licenció y doctoró en la Facultad de San Carlos de Madrid respectivamente en junio y noviembre de 1907. Como soldado del 6.° Regimiento Mixto de Ingenieros ingresó en la llamada *Reserva Facultativa Gratuita*, que equiparaba a los soldados médicos y farmacéuticos a oficiales, y estuvo destinado durante tres meses en la Clínica de Urgencias de Madrid. Una vez libre de las obligaciones militares se traslada a París donde permanece cerca de tres años con el legendario profesor Joaquín Albarrán, de origen hispano-cubano, considerado como el urólogo más acreditado del mundo en aquel momento. Regresa a Madrid y consolida su formación quirúrgica al lado del eminente cirujano José Goyanes. En 1911 regresa con carácter definitivo a Oviedo y es scofundador de la antigua Clínica Asturias (después Sanatorio Miñor); pero su objetivo era trabajar en el Hospital Provincial accediendo a este centro primero como becario, después como agregado y finalmente como numerario siendo nombrado jefe del Servicio de Urología.

El inicio de la guerra sorprende al Dr. Clavería de permiso de fin de semana en Solares, donde residía la familia de su esposa Dña. Pastora Mercedes Tova y Piedra por lo que no pudo reincorporarse al Hospital de Oviedo. Es destinado al hospital del hotel Pelayo de Covadonga y más adelante al Hospital Moriyón de Gijón. Ocupada Asturias por las tropas nacionales, y tras un expediente de depuración sin problemas, regresa a su hospital de Oviedo donde permanece hasta su muerte en 1943. La talla humana del Dr. Clavería es tan abrumadora que es imposible relatarla en pocas palabras; la resumimos en estas tres: amable, discreto y caritativo en grado superlativo. Era un gran aficionado a la música y tocaba varios instrumentos. Su sepelio fue el más multitudinario conocido en Asturias hasta entonces y una vendedora de flores refería que había más de un centenar de coronas.[81]

Un apunte personal del autor de esta obra, referido a la enorme autoridad que adornaba a D. Julián, es que recuerda haber oído con frecuencia en su niñez cuando una dificultad del tipo que fuera se presentaba difícil: «esto no lo arregla ni Clavería».

Una interesante anécdota en la vida profesional del Dr. Clavería durante su estancia en Covadonga merece ser relatada: es bien sabido que la Santina era y es entrañable para todos los asturianos de cualquier ideología. El ministro Indalecio Prieto, asturiano de cuna y buen conocedor de esta sensibilidad, ordenó al Consejo de Asturias y León la búsqueda de la imagen y que fuese trasladada a la embajada española en París.

Para el primer cometido se designó a delegado provincial de Bellas Artes, Faustino Goico Aguirre, célebre escultor, pintor y cartelista de la propaganda republicana en Gijón, pero que era absolutamente apolítico. Prueba de ello es que el nuevo régimen le encargó los hermosos bajorrelieves que adornan la fachada del antiguo Instituto Nacional de Previsión en Oviedo (hoy sede del Servicio de Salud del Principado). Goico ya tenía la desagradable experiencia de la vandálica mutilación por dos milicianos de la imagen de la Virgen que corona la portada de Santa María de la Oliva en Villaviciosa. Advirtió al comandante Higinio Carrocera del significado contrario a la cultura de aquel acto y este le prometió que no se repetirían semejantes desmanes. Al día siguiente se entera Goico, con enorme disgusto, de que los dos milicianos habían sido fusilados.[80]

Pues bien, la Santina estaba a buen recaudo. Las coronas de la Virgen y del Niño ya habían sido enviadas a Oviedo por los canónigos poco antes pero la imagen fue ocultada en un armario ropero por la encargada de la lencería del hotel-hospital, de nombre Marina, con conocimiento de escasas personas: Ángeles López Cuesta, esposa del Dr. director del hospital Luis Laredo (poco después sustituido por un fontanero anar quista de Las Caldas de nombre Agapito González), del Dr. Julián Clavería y de unas enfermeras que eran monjas camufladas por Clavería, y que habían salvado a la Santina del incendio de la Santa Cueva. Cuando Goico llegó a Covadonga y se encontró con su gran amigo Julián Clavería (confiaban plenamente el uno en el otro) este le desveló el secreto y la imagen fue trasladada a Gijón escoltada por Goico y ¡por dos milicianos!

El segundo cometido (traslado a París) se encomendó, por orden del Consejero de Instrucción Pública, Juan Ambou, al profesor Eleuterio Quintanilla que, custodiando la imagen, salió del puerto de El Musel en un barco inglés en septiembre de 1937, la desembarcó en Burdeos, de allí fue trasladada a Mont de Marsant y posteriormente a París donde permaneció en la embajada de España hasta el final de la contienda.[82]

D. Julián Clavería tiene una avenida en Oviedo, una calle en Colloto (donde la familia pasaba largas temporadas) y un busto, obra de Víctor Hevia, que fue colocado delante de la fachada del antiguo Hospital General de Asturias (en adelante HGA), y que hoy preside los jardines de la fachada principal del nuevo Hospital Universitario Central de Asturias (HUCA) (fig. 21).

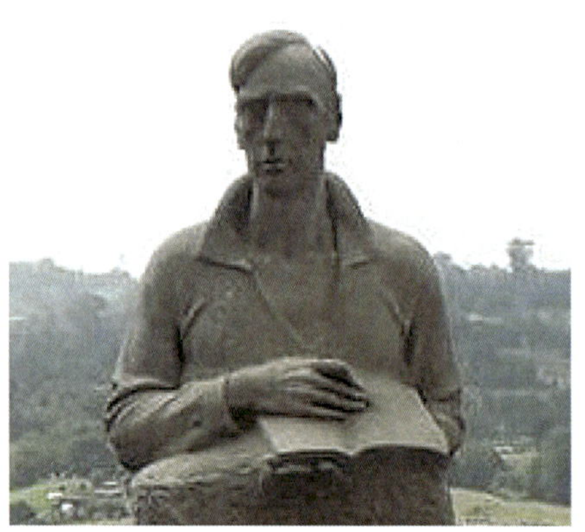

Figura 21. Busto del Dr. Clavería en los jardines del nuevo HUCA

Otros equipos quirúrgicos durante la Guerra Civil en Asturias. En las **zonas centro-occidental y costera occidental** ejercieron brillante labor muchos cirujanos como los doctores Sigifredo Viejo, Fernando Camino Zamalloa, José María Rodríguez Tejerina, Blas Villaverde y Zúñiga. Una labor destacada la protagonizó el Equipo Quirúrgico Sierra que estaba liderado por el capitán médico Antonio Sierra, instalado en un hospital de campaña en Grado, después en el palacio de la condesa en la villa de Salas, más adelante en Pravia y finalmente en Luarca. En esta última villa le tocó recibir al teniente coronel Teijeiro cuando ya presentaba una gangrena gaseosa terminal como se ha referido anteriormente. El jefe de la sanidad militar del occidente asturiano durante todo este tiempo fue el comandante médico Antonio López Cotarelo.[74]

En el **Hospital de Luarca** había fundado el pabellón quirúrgico el Dr. Jesús Landeira Sánchez de Movellán;[74] natural de Santiago de Compostela y formado en esta ciudad, además de en Madrid, había llegado a Luarca en 1927 y desarrolló una intensa labor quirúrgica en los campos de la cirugía general, traumatología y ginecología, pues era un cirujano polivalente y sumamente diestro. Su habilidad manual se manifestaba también fuera de la cirugía pues era un extraordinario prestidigitador. Durante la Guerra Civil fue nombrado capitán médico y reunió 40 000 fichas de heridos que entregó a la autoridad militar una vez finalizada la campaña. Falleció en Luarca en 1966 y se erigió un busto en su memoria colocado delante del Hospital de Caridad hoy reconvertido en centro geriátrico. Su hermano Fernando, también médico y poeta le dedicó a su muerte un bello poema del que reproducimos la primera estrofa:

Orfebre de la carne, cirujano y artista;

En mármol de milagro eriges tu escultura

Armonizas las fibras de la humana estructura

Certero con el golpe sin igual del tallista.[73]

En Luarca, durante el periodo bélico, también ejerció otro cirujano, el Dr. Landoiro, que protagonizó un peligroso incidente; tenía fama de cirujano hábil pero el capitán Vázquez, director del hospital, le recriminó hacer demasiadas amputaciones innecesarias acusándole incluso de «auxilio a la rebelión». Fue procesado y condenado a muerte, pero la pena le fue conmutada, aunque permaneció algunos años en prisión.[74]

En la Cuenca del Nalón, además del cuadro médico del Adaro, ejercieron los cirujanos Martiniano Sagrado Conejo (en la postguerra establecido definitivamente en Gijón), Gómez Matorras y Lesmes y en la del Caudal Luis Portilla y Lobeto. En Infiesto, Arriondas, Ribadesella y Covadonga, Félix del Frade Gutiérrez y Francisco Fernández Vigil-Escalera, además de los ya referidos. En Llanes era cirujano y director del Hospital de Caridad el Dr. José María García Gavito, natural de esa villa, que durante los primeros meses dirigió un puesto quirúrgico avanzado del lado republicano en Beza (frente del puerto de El Pontón); militante del Partido Republicano Liberal Demócrata, fue fusilado en 1937.[76]

Cirujanos asturianos que ejercieron fuera de Asturias durante la Guerra Civil. La gran mayoría de los cirujanos que ejercieron dentro de la ciudad durante el cerco de Oviedo y el resto de los cirujanos asturianos, una vez ocupada la región por el ejército nacional, fueron destinados a hospitales de distintos frentes, sobre todo a los de Guadalajara y del Ebro. Pero otros siempre trabajaron fuera del Principado. Recordemos a los más significados que ejercieron la cirugía de guerra:

El profesor **Rafael Argüelles López** nació en Sama de Langreo en 1894 y su ejercicio profesional trascurrió íntegramente fuera de la región. Se licenció y doctoró en Madrid y permaneció dos años en Alemania al lado de los profesores Lexer, Vulpius y Lange. En 1927 ganó la cátedra de Patología Quirúrgica de Cádiz, después se trasladó a Valladolid y finalmente a Valencia. Muy inclinado a la traumatología y ortopedia en 1947 renuncia a la cátedra y se traslada a Madrid como jefe del Servicio de Huesos y Articulaciones del Hospital Provincial. Durante la Guerra Civil estuvo destinado en los hospitales de Las Rozas, Puerto Real, Alhama y Vitoria. Su obra *Manual de patología quirúrgica* ha sido texto de referencia durante muchos años en las facultades españolas. Falleció en 1949.

También en Madrid adquirió notable fama el **Dr. Jesús Martínez**, especializado en reconstrucción facial de las heridas de guerra. Nació en Castropol en 1908 y falleció en Madrid, donde desarrolló toda su labor profesional, en 1963.[83]

El **Dr. Juan González Tova,** santanderino afincado en Oviedo, participó como médico militar en diversos frentes y alcanzó el grado de capitán.

Finalmente, el **Dr. Manuel Blanco Argüelles,** gijonés de cuna pasó en Madrid la casi totalidad de su ejercicio profesional incluyendo el periodo de la Guerra Civil.

El profesor **Antonio García Miranda** nació en Teverga en 1910. Prestigioso oftalmólogo se formó en el Hospital Valdecilla de Santander con el profesor Díaz Caneja. Posteriormente permanece durante dos años en Alemania, primero en Würzburg con el profesor Schieck y más tarde en Berlín con el profesor Lohlein. Regresa a España cuando comienza la Guerra Civil y se alista en el ejército nacional siendo herido en el frente de Teruel. En 1941 obtiene la cátedra de Oftalmología de Granada y posteriormente se traslada a Salamanca. En 1944 gana la plaza de profesor del Instituto Oftálmico Nacional. Su labor clínica, quirúrgica e investigadora, a pesar de su corta vida profesional de solo 16 años, es abrumadora y lo mismo puede decirse de los galardones recibidos. En 1946 planifica una estancia en Nueva York con el Dr. Ramón Castroviejo y organiza el desplazamiento a la vez que el Dr. Joaquín García Morán de tal manera que la llegada de sus viajes solamente estaba separada por un día y se encontrarían en la gran ciudad. Cuando García Morán llega a la ciudad de los rascacielos el Dr. Lorente, colaborador de Castroviejo, le informa que García Miranda estaba gravemente enfermo por una aplasia

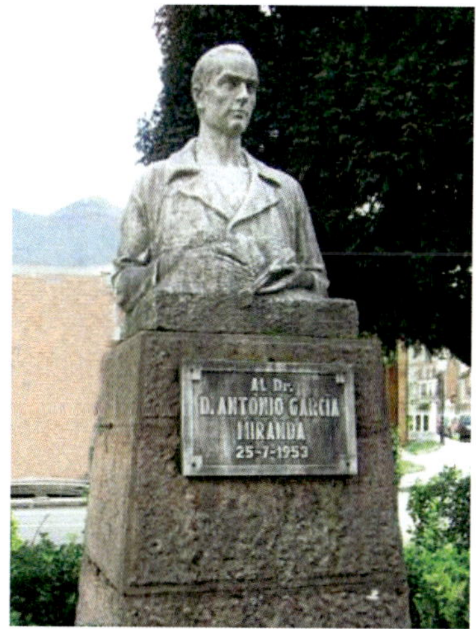

Figura 22. Busto del profesor Antonio García Miranda frente al Centro de Salud de Teverga[84]

medular medicamentosa que le llevó a la muerte tres días después. En Teverga, donde reposan sus restos, se erigió un busto en su memoria[12] (fig. 22).

Sistemas educativos y formación de especialistas quirúrgicos

La tan ansiada **Facultad de Medicina de Oviedo** cristaliza definitivamente por ley 56 de 27 de julio de 1968 siendo rector el profesor José Virgili Vinadé y ministro de Educación D. José Luis Villar Palasí. Por Decreto de 31 de diciembre de ese año se nombra decano comisario a. D. Antonio Pérez Casas, catedrático de Anatomía de Valladolid, y el 13 de octubre de 1969 comienzan las clases que al principio tienen lugar en la actual Facultad de Geología hasta la inauguración del nuevo edificio en abril de 1975, de tal manera que la primera promoción cursa en esta nueva sede solamente el último trimestre de su carrera. Habían trascurrido 183 años desde aquel día de San Lucas de 1786.[7, 51]

La cirugía se impartía en los primeros años al modo clásico (tres cursos de Patología y Clínica Quirúrgica) y tras varios años de estar encomendada a profesionales de prestigio de la ciudad (Dres. L. Estrada, J. M. López-Porrúa y M. García-Morán) se cubren por oposición las plazas de catedráticos numerarios siendo los primeros los profesores Enrique Martínez (Cirugía General), José Paz (Traumatología y Ortopedia), José María Izquierdo Rojo (Neurocirugía), Juan Sebastián López-Arranz (Cirugía Maxilofacial) y Safwan Escaf (Urología). Las primeras cátedras de especialidades médico-quirúrgicas han sido desempeñadas por los profesores Luis Fernández-Vega Sanz (Oftalmología), Carlos Suárez Nieto (ORL) y Javier Ferrer Barriendos (Obstetricia y Ginecología). A estos primeros catedráticos se han unido varios más pero ya pertenecen al siglo XXI. El colectivo de profesores titulares es tan elevado que omitimos la referencia nominal. Aunque no sean cirujanos en sentido estricto debemos mencionar, por su próxima colaboración en la Escuela de

Estomatología, aneja a la Facultad de Medicina, a los catedráticos Alfonso Villa Vigil, Ángel Álvarez Arenal y Juan Cobo Plana. La Facultad dispone además de un moderno edificio para animalario y cirugía experimental.

Sistema de formación de médicos internos y residentes (MIR)

La creación del programa de formación de médicos residentes se implanta en Asturias simultáneamente con el total nacional. Pero debemos referir que en el antiguo HGA, al igual que en el Hospital de San Pablo de Barcelona y el Marqués de Valdecilla en Santander, ya funcionaba el sistema gracias a la incorporación de un selecto grupo de jefes de servicio que, en buen número, se habían formado en los Estados Unidos. Era el grupo de los «americanos» entre los que estaban los cirujanos Eduardo Álvarez Bigotes (cirugía plástica), Fernando Alonso-Lej (cirugía cardio-torácica) y José Luis Fernández Cabaleiro (ginecología); además estaban los que ya ejercían previamente en el Hospital Provincial con una sólida formación en España y en el extranjero: Francisco García Díaz (traumatología) y Joaquín García Morán (cirugía general) o los doctores Manuel García-Morán de cirugía general, De Manuel López de cirugía plástica, José María Capdevila Mirabet de cirugía vascular y los neurocirujanos Ley Palomeque, Serrat, Franco Barredo, Bueno Martínez y Sánchez Juan. Completan la lista los doctores Juan Manuel. Junceda Avello (oftalmología), José María Junquera Villa (urología) y Carlos Bascarán Asúnsolo (ORL).

El HGA, dependiente de la Diputación Provincial, acusa problemas económicos y, simultáneamente, la Ciudad Sanitaria Nuestra Sra. de Covadonga (en adelante CSNSC), de la Seguridad Social del Estado y con mayor solidez económica, va absorbiendo poco a poco la incorporación de médicos residentes que culminará con la fusión de ambos hospitales en el Hospital Universitario Central de Asturias (HUCA) una vez implantado el Estado de las autonomías. En la CSNSC, tras la jerarquización de los servicios en 1971, ostentaban jefaturas quirúrgicas (limitándonos a los máximos responsables) los profesores y doctores Luis Estrada de cirugía general y del aparato digestivo; Eloy Rodríguez-Valdés Santurio y José Manuel Antuña, de forma compartida, a los que sucede José María López Porrúa en traumatología y cirugía ortopédica; los ya citados Dres. Ricardo de Manuel López y Juan Manuel Junceda Avello, además de Antonio Barreiro de cirugía vascular; Juan Sebastián López-Arranz de cirugía maxilofacial; Feliciano Alonso Saiz de urología; Carlos Suárez Nieto de ORL; Enrique Junceda Avello de ginecología y Juan Teixidor de Otto de cirugía pediátrica.

Capítulo Séptimo

Hospitales y otros centros con servicios quirúrgicos en Asturias durante el siglo XX[7, 12, 68, 73, 77]

Comenzamos con una **relación general** señalando que de los más importantes nos ocuparemos de forma individualizada y que de algunos hemos tratado en el apartado de la Guerra Civil. En cuanto a centros asistenciales, mencionando solamente los que han tenido o tienen actividad quirúrgica, en Oviedo se pone en marcha en 1898 el nuevo Hospital-Manicomio Provincial y tras su destrucción completa en febrero de 1937 se traslada a los pacientes a iglesias y conventos de la ciudad, el de mayor tamaño de todos el convento e iglesia de las Salesas que, terminado el conflicto bélico, permanecerá como Hospital Militar hasta la inauguración en 1946 del nuevo edificio en el barrio de Pumarín como se ha referido anteriormente. Los pacientes civiles serían trasladados a siete pabellones del Orfanato Minero, incautados por orden del coronel Aranda, que permanecerá como Hospital Provincial hasta 1962, en que se traslada al nuevo HGA en la zona de Buenavista.

Las secuencias Hospital Provincial en el Orfanato Minero-Hospital General de Asturias; Residencia Sanitaria de la calle Dr. Alfredo Martínez-Residencia Sanitaria Nuestra Señora de Covadonga (después Ciudad Sanitaria) y la unificación en el Hospital Universitario Central de Asturias (HUCA)

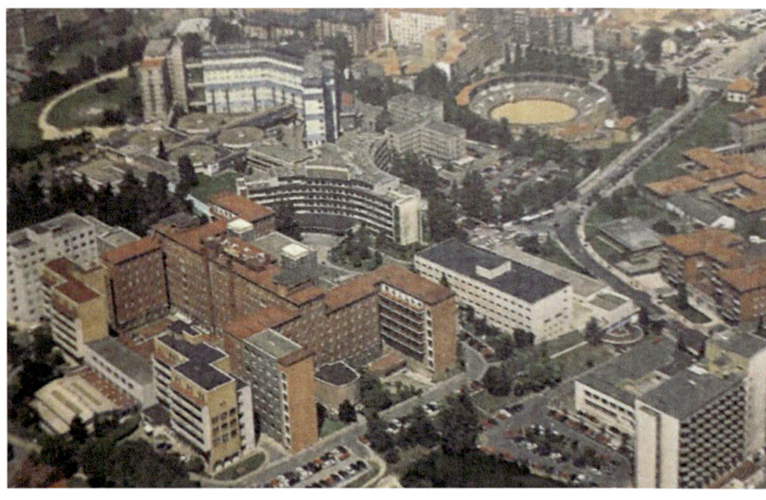

Figura 23. Complejo hospitalario HUCA a finales del siglo XX

Tras la destrucción del Hospital-Manicomio Provincial y el paso por el convento de Las Salesas y por los siete pabellones incautados del Orfanato Minero, en 1962 termina de hacerse el traslado de servicios, que había comenzado dos años antes, al nuevo HGA, y que dispondrá, además del edificio principal de un bloque para pacientes privados y un edificio modular para consultas externas. En continuidad física con el HGA en 1961 se inaugura la Residencia Sanitaria de la Seguridad Social Nuestra Sra. de Covadonga que sustituye a la pequeña Residencia Sanitaria de la calle Dr. Alfredo Martínez. Cuando alcanza el rango de *Ciudad Sanitaria* (CSNSC) constará del bloque central, el edificio del Hospital Materno-Infantil, el Centro de Rehabilitación, un hospital monográfico para el tratamiento de los pacientes silicóticos (Instituto Nacional de Silicosis) y el edificio de consultas externas y de gestión. En su día, todo este complejo se fusionará dando lugar al HUCA, que actualmente está ubicado en una modernísima construcción en los terrenos que anteriormente ocupaba el Hospital Psiquiátrico en La Cadellada. Pero esto ya corresponde al siglo XXI (fig. 23).

El **Hospital Monte Naranco** de la Lucha Antituberculosa, tenía actividad quirúrgica con la práctica de toracoplastias para intentar el colapso de las cavernas pulmonares y muy cerca, en la falda de este monte, los emigrantes asturianos en Cuba construyeron al lado del *hospital grande* (hoy Club de Campo del Centro Asturiano) el llamado *hospital pequeño* con instalaciones para la práctica quirúrgica; este pequeño hospital fue totalmente destruido durante la Guerra Civil.

La Obra Sindical 18 de Julio construye el **Sanatorio Girón** que es inaugurado en 1946.[7]

Más recientemente se abre el **Hospital de la Cruz Roja** que tras varios años de actividad quirúrgica está en la actualidad dedicado al tratamiento de enfermos renales en hemodiálisis.

Clínicas privadas. Completan la lista de centros asistenciales quirúrgicos en la capital asturiana varias clínicas privadas que relacionamos: en 1914 se abre la Clínica Santa Eulalia de los doctores Mario Escalera y Fermín Pumares dedicada a la tocoginecología. Los discípulos del Dr. Celestino Álvarez Peláez abren sus respectivos sanatorios: Asturias, Miñor, Getino y San Cosme, todos ellos desaparecidos conservándose solamente el edificio del Miñor que actualmente es la sede de la Fundación Gustavo Bueno. El primer otorrinolaringólogo establecido en Asturias fue Julio Bermejo San Martín formado en el Instituto Rubio de Madrid. El Dr. Alfredo Blanco González instala su propio sanatorio al principio en la calle Campoamor, y posteriormente construye un moderno hospital en la zona de Buenavista (carretera de Las Segadas) también desparecido en la actualidad. La Clínica Santa Cruz desaparecida en

1953 estaba dirigida por el Dr. Izquierdo Rubín del que trataremos más adelante. En la carretera de El Cristo de las Cadenas el Dr. Manuel Morate León abre una clínica de gran capacidad para la asistencia tocoginecológica hoy reconvertida en centro geriátrico.

El **Centro Médico de Asturias**, la Clínica Asturias (antes Clínica de Santa Ana), el Instituto Oftalmológico Fernández-Vega y la clínica de los Dres. Fernández funcionan actualmente como centros de asistencia de especialidades múltiples los dos primeros y como hospitales monográficos, de oftalmología y de cirugía plástica respectivamente, los dos últimos. Además, otras clínicas quirúrgicas sin edificio propio en las que se llevan a cabo técnicas quirúrgicas básicas son la del Dr. Juan Bascarán Fernández (Oftalmología), la del Dr. Herminio Sánchez Farpón (Proctología), la del Dr. Francisco Menéndez Graíño (cirugía plástica) y la del Dr. Santiago Llorente Pendás (cirugía maxilofacial).

El Centro Médico de Asturias funciona como hospital abierto de todas las especialidades y dispone de un moderno edificio que le eleva a ser el mayor centro privado de la región tras el Hospital de Jove en Gijón, pero este pertenece a una entidad benéfico-privada, denominada *Fundación Hospital de Jove*. El Centro Médico, además del bloque principal tiene un edificio anejo sede del imoma (Instituto de Medicina Oncológica y Molecular de Asturias) dedicado a la investigación y tratamiento físico del cáncer pero que ya pertenece al siglo XXI.

El **Instituto Oftalmológico Fernández-Vega** supone la culminación de la obra de varias generaciones de oftalmólogos que arranca con el ya referido Dr. Adolfo Fernández Vega en 1886. Actualmente dispone de un moderno edificio que consta de módulo de consultas, zona quirúrgica, de hospitalización y área de investigación. Su actividad se extiende a pacientes de la región, del resto de España y de varios países extranjeros destacando los del área geográfica del mundo árabe. Su actual director es el profesor Luis Fernández-Vega Sanz, catedrático de Oftalmología de la Universidad de Oviedo y deben ser mencionados especialmente el profesor José Alfonso, especialista en cámara anterior y el Dr. Álvaro Fernández-Vega Sanz, experto en retina.

En Gijón, además del moderno Hospital Universitario de Cabueñes, buque insignia de la asistencia sanitaria de la Seguridad Social (hoy Servicio de Salud del Principado de Asturias: SESPA) en el área que le corresponde (Gijón, Villaviciosa y Carreño), deben ser citados el modernizado Hospital de Jove y el Hospital de la Cruz Roja, único en Asturias de esta entidad que presta asistencia quirúrgica en la actualidad. El Sanatorio Marítimo, de los Hermanos de San Juan de Dios, se fundó en 1945 y en un principio se dedicó a la corrección de secuelas de niños con poliomielitis; actualmente atiende a personas con discapacidad intelectual. La Casa del Mar es un centro polivalente de consultas y está dotado con un quirófano para pequeñas intervenciones dermatológicas. Clínicas con asistencia quirúrgica ya desaparecidas son el Sanatorio del Rosario, el Sanatorio San José y la clínica tocoginecológica del Dr. Eduardo Mesley; los Sanatorios Covadonga (fundado en 1915 por los Dres. Arturo Toral, Aquilino Hurlé y César Alonso) y Begoña siguen en activo y el Sanatorio del Carmen está actualmente dedicado a la asistencia geriátrica. Un dato histórico a destacar es que el Dr. Jesús San Martín Lliro, establecido en Gijón desde 1916, practicó en 1921, por primera vez en Asturias, una larigectomía total.

Hospital Universitario de Cabueñes. Este gran hospital es, desde el punto de vista arquitectónico, el resultado de la evolución que parte de la primitiva Residencia Sanitaria hasta el actual complejo que aún no ha detenido su crecimiento pues actualmente está en construcción una ampliación de gran calado. Atiende todas las especialidades y participa en la formación de estudiantes de las licenciaturas sanitarias y de especialistas que, en lo que a la cirugía concierne, desarrolla el programa de formación de residentes en los servicios quirúrgicos correspondientes (fig. 24).

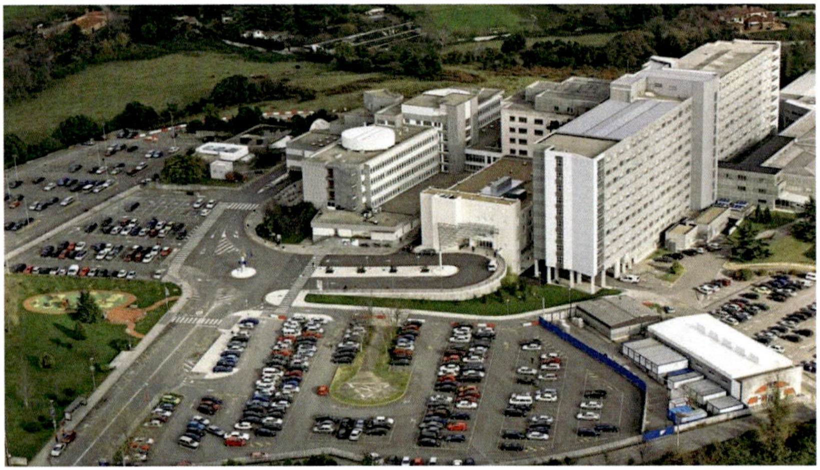

Figura 24. El Hospital Universitario de Cabueñes en el pasado siglo

Fundación benéfico-privada Hospital de Jove. Como ya ha quedado expresado, tras el derribo del Hospital de Caridad en 1936, este se instala en la finca Moriyón en el barrio de Jove gracias a las aportaciones desinteresadas de destacados gijoneses y al impulso de cirujanos como el Dr. César Alonso. Su crecimiento culmina en el moderno edificio actual que dispone de tecnología avanzada y complementa con gran eficacia la labor del Hospital Universitario de Cabueñes.[55]

En Avilés, el Hospital de Caridad ha seguido parecidos pasos dedicándose actualmente a la hospitalización geriátrica, al igual que el Hospital de la Cruz Roja. Pero en esta villa se cuenta con un moderno hospital de la Seguridad Social, el Hospital San Agustín, y con el hospital de la antigua Empresa Nacional Siderúrgica (hoy Arcelor), completamente dotado, que funciona como hospital general para sus trabajadores y que fundó y dirigió durante muchos años el prestigioso cirujano Dr. Bernardo Mauro Aguado. En la comarca existieron algunas otras clínicas quirúrgicas de pequeño tamaño que han tenido una vida fugaz.

En las cuencas mineras se dispone de modernos hospitales del SESPA: Hospital del Valle del Nalón en el término municipal de Langreo que sirve a los concejos de Caso, Sobrescobio, Laviana, San Martín del Rey Aurelio y Langreo, además del Hospital Vital Álvarez-Buylla, instalado en Mieres que presta atención sanitaria a los concejos de Aller, Lena y Mieres. Este hospital ubicado anteriormente en un edificio insuficiente cuenta en la actualidad con un moderno edificio dotado de los principales servicios. En esta última villa también funcionó como hospital quirúrgico hasta hace pocos años el Hospital de la Cruz Roja. En Sama de Langreo, hasta hace alrededor de 40 años, funcionó como clínica quirúrgica el sanatorio privado La Salve. Pero en las cuencas mineras tienen especial importancia los hospitales de empresas mineras e industriales como el Hospital de Bustiello y el de Ablaña en la cuenca del Caudal y sobre todo se debe destacar el Sanatorio Adaro, en Sama de Langreo, del que nos ocuparemos a continuación de forma extensa por su especial relevancia.

Hospital minero Sanatorio Adaro. D. Luis Adaro y Magro, ingeniero de minas que dirigía la empresa minero-metalúrgica Duro-Felguera, impulsó en 1910 la construcción de un hospital para la asistencia a los accidentados de la minería y la siderurgia. En febrero de 1914 fue inaugurado el hospital en la localidad de Sama de Langreo. Existió un modesto precursor abierto en 1905 por la empresa Carbones de la Nueva.[77] Su primer director fue el Dr. Constantino Suárez y su primer cirujano el Dr. César Alonso que renunció a la plaza por exigírsele renunciar a su residencia en Gijón; de este gran cirujano nos ocuparemos más adelante. Le sucedió el Dr. Julio Sancho, auxiliar del profesor Olivares en la Facultad de Madrid, que obtuvo la plaza en concurso de méritos y solamente permaneció unos meses. Le siguió el cirujano vallisoletano Julio Jolín Daguerre, al que ya nos hemos referido anteriormente, que permaneció en el cargo desde 1929 hasta 1950, año en que le sucedió su discípulo el Dr. Vicente Vallina García al que aún nos referiremos de nuevo más adelante. El Adaro fue precursor en España de la rehabilitación de los lesionados (sobre todo medulares) y en el tratamiento de los grandes quemados. Actualmente funciona como centro de asistencia geriátrica.

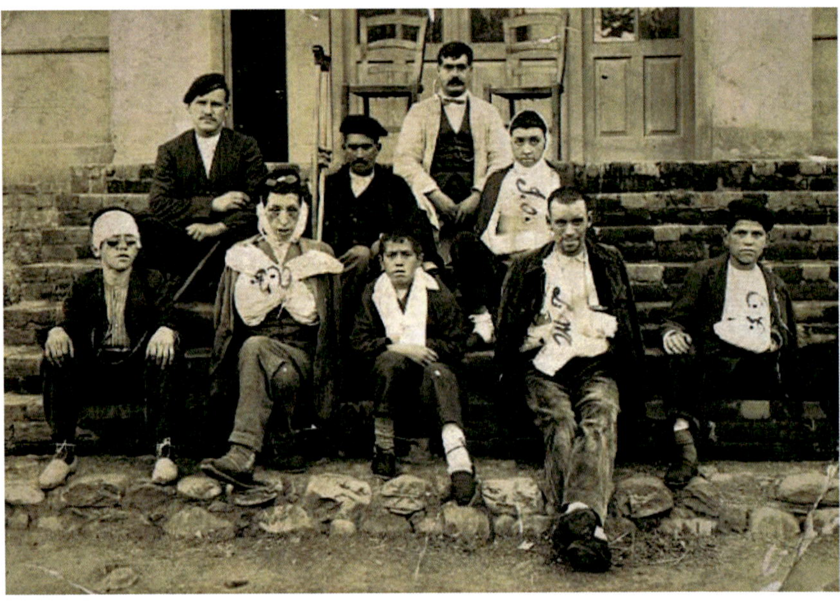

Figura 25. Fotografía histórica: supervivientes de una explosión de grisú en Mina Santa Bárbara (Sotrondio), en la que hubo dos muertos. Fachada trasera del Adaro, septiembre, 1915

En el caso de la rehabilitación es referencia el año 1954; en el Congreso de la Sociedad Española de Cirugía Ortopédica y Traumatología celebrado en Valencia, los doctores García Díaz y Vallina García presentaron una ponencia conjunta abogando por la creación de centros de rehabilitación específicos para la recuperación funcional de los traumatizados. Dicha ponencia causó impacto en el gobierno nacional y consecuencia de ello fue la creación del Centro de Rehabilitación adjunto al Hospital Nuestra Sra. de Covadonga, primero de su clase en España[85] (fig. 25).

No podemos dejar de referir un hecho desgraciado ocurrido en el Adaro en 1963. Invitado a visitar dicho centro el célebre Dr. Manuel Bastos Ansart, durante la comida en un restaurante próximo, su esposa, que le acompañaba, se ausentó un momento y bajando por una peligrosa escalera de caracol sufrió una caída que le provocó un grave traumatismo craneoencefálico que acabó con su vida en 48 horas. Ironías del destino: el propio Dr. Bastos, diez años después, sufrió una caída al salir del Teatro del Liceo en Barcelona que le ocasionó la muerte. Sus hijos enviaron al Dr. Vallina el siguiente telegrama: «queremos que sepas que papá murió de la misma forma que mamá».[77]

El Adaro no solamente funcionó como hospital de accidentes de la industria, sino que desde la creación de la Seguridad Social y hasta que esta dispuso de centros propios atendía los problemas quirúrgicos de la población civil. En 1958 sucedió un hecho presuntamente milagroso que la Iglesia tardó 19 años en reconocer como tal y que nos recuerda el caso sucedido en Alemania con el Dr. Ambrosio Rodríguez que se ha descrito anteriormente. Se trataba de un caso gravísimo de peritonitis causada por múltiples perforaciones de colon que los cirujanos consideraron incurable adoptando una actitud pasiva y esperando la muerte inmediata de la paciente. Las Hermanas Dominicas de la Anunciata, que ejercían la labor de enfermería, la encomendaron al padre Francisco Coll, fundador de la Orden, y a las 24 horas la mejoría y subsiguiente curación fue espectacular.[77]

En **Las Alas** (zona occidental costera, zona suroccidental y zona oriental) que se corresponden a la distribución territorial del SESPA como áreas sanitarias I, II y VI respectivamente, se construyen hospitales comarcales dotados de los servicios básicos y con una estructura funcional moderna y jerarquizada. Son los hospitales de Jarrio en Coaña, Carmen y Severo Ochoa en Cangas del Narcea y Francisco Grande Covián en Arriondas. Hay que señalar que en Infiesto, D. Francisco Fernández Vigil-Escalera, D. José de Vera Gómez y D. Rafael Suárez Fernández fundan ya en 1916 el Sanatorio Santa Teresa de traumatología que desde 1939 se llamará Clínica Vigil-Escalera, hoy desparecida.

Pero ya desde finales del XIX funcionaban en Luarca y Llanes sendos hospitales municipales dotados de instalaciones para la práctica quirúrgica. Al Hospital de Luarca ya nos hemos referido al tratar la figura del fundador de su pabellón de cirugía, el Dr. Jesús Landeira. El Hospital de Llanes se construyó gracias al impulso del alcalde Egidio Gavito y a la generosidad de los hermanos Romano Mijares y la colaboración popular. Contaba con instalación para la práctica quirúrgica que estaba en manos del malogrado Dr. José María Gavito y se inauguró en 1898 por lo que la casi totalidad de su actividad discurrió durante el siglo XX .[86] Hoy, conservado el edificio, está dedicado a servicios de la administración autonómica.

Capítulo Octavo

Avances del siglo xx en la cirugía asturiana

Técnicas quirúrgicas avanzadas en los tercios medio y final del siglo xx en la región asturiana

Son tan numerosas que nos limitaremos a enumerar algunos ejemplos. En **cirugía general y del aparato digestivo,** destacan la esofaguectomía sin abordaje torácico, la vagotomía supraselectiva, la cirugía laparoscópica, la extirpación transrectal del colon, la extirpación hepática segmentaria, la peritonectomía en la carcinomatosis peritoneal, la cirugía conservadora del cáncer de mama (basada en la identificación del ganglio satélite) y un largo etcétera.

En **traumatología y cirugía ortopédica,** las distintas variantes de osteosíntesis, los injertos óseos desvitalizados, el abordaje percutáneo del disco intervertebral y otras muchas técnicas que sería superfluo enumerar.

La **cirugía plástica y reconstructiva** adquiere rango de especialidad y su desarrollo es vertiginoso. Desde la aplicación de injertos autólogos y heterólogos variados, el tratamiento de las quemaduras, hasta, en muchos centros, la cirugía avanzada de la mano, así como técnicas de componente estético como la reconstrucción de deformidades faciales o plastias nasales definen el ámbito moderno de esta especialidad. También se lleva a cabo cirugía de reconstrucción mamaria como la mamoplastia tras cirugía del cáncer, reducción o aumento de masa glandular y el implante de prótesis.

En **cirugía cardiovascular,** la cada vez más frecuente práctica de la cirugía endovascular y la sustitución de segmentos arteriales con materiales biológicos o protésicos, así como la cirugía valvular y de coronarias, pero sobre esto volveremos al tratar del siglo XXI. Hoy día la angiología y cirugía vascular es una especialidad independiente como más adelante será expuesto.

Lo mismo puede decirse de la **neurocirugía,** aunque ya en el siglo XX ha conseguido grandes avances como la extirpación de tumores cerebrales con paciente despierto, la cirugía de la enfermedad de Parkinson o la psicocirugía.

La **cirugía maxilofacial** acomete técnicas complejas de reconstrucción en las grandes deformidades congénitas o adquiridas del macizo facial.

La **cirugía torácica**, en sus comienzos unida a la cirugía cardiaca, es actualmente especialidad independiente, y se ha desarrollado de forma muy destacada en este siglo. La segmentectomía pulmonar abierta o toracoscópica o la cirugía transbroncoscópica son buenos ejemplos de ello.

La **urología,** durante este siglo, ha evolucionado notablemente tanto la que atañe al riñón como a las vías altas y bajas, la vejiga, la próstata o la cirugía del conducto deferente y testicular. Además, se ha beneficiado notablemente de la terapéutica por ondas de choque en la litiasis urinaria.

La **oftalmología** incorpora la cirugía tanto de la cámara anterior como de la posterior: trastornos refractivos, cirugía corneal, modernas técnicas de tratamiento de la catarata, del estrabismo y actuaciones sobre el vítreo, la retina y la mácula.

En **ORL,** se aborda la cirugía del oído interno con los implantes cocleares, la cirugía conservadora de las cuerdas vocales y, lo más destacado, la cirugía de la nasofaringe extendida a la base del cráneo que se considerará más adelante.

En **ginecología**, se introduce la histerectomía total ampliada y la histerectomía vaginal, además de otras técnicas complejas.

Finalmente asistimos al nacimiento de la **cirugía pediátrica** que supone un adelanto muy importante en el tratamiento de los padecimientos infantiles que requieren tratamiento quirúrgico.

La cirugía de recambio de órganos, tejidos y células: implantes, reimplantes y trasplantes

Durante este periodo, eludiendo la rigidez cronológica, se desarrolla la cirugía de recambio de órganos y tejidos y la microcirugía permite llevar a buen término los implantes y reimplantes de segmentos de pequeño tamaño de las extremidades (fig. 26).

Cumpliendo con el principio de referirnos a cirujanos en activo o que viven en la actualidad, aunque ya no ejerzan, haciendo solamente una inevitable cita cuando sea imprescindible, comenzamos por referirnos a la Dra. Carmen Pena, del Servicio de Cirugía Plástica de la CSNSC (dirigido por el Dr. Ricardo de Manuel López), pionera en España de la cirugía de implantes de segmentos de extremidades (especialmente mano y dedos) con más que notable éxito. Continuador de estas técnicas es el Dr. Daniel Camporro, actual jefe del

Servicio siéndolo en aquel entonces el Dr. Julián González Sarasúa.[87]

Trasplante renal. En cuanto a los trasplantes de órganos sólidos, su particular historia comienza el 22 de marzo de 1983 con la realización del primer trasplante de riñón llevada cabo por el Dr. Feliciano Alonso Sainz asistido por los doctores Valentín Muruamendiaraz y Francisco Lovaco. Desde entonces el número de trasplantes renales se ha incrementado de forma exponencial y desde el 3 mayo de 2005 se complementa con el primer trasplante con donante vivo realizada por el Dr. Alberto Sánchez Trilla y continuada con gran éxito por el Dr. Miguel Hevia Suárez.[88, 89]

Trasplante cardiaco. El 2 de febrero de 1998 se lleva a cabo el primer trasplante de corazón en el Principado por el Dr. José María Valle Castro. Diez años después se habían realizado 175 trasplantes y desde entonces la cifra, con oscilaciones, no ha parado de crecer. La supervivencia ronda el 60 % a los diez años, lo que se considera una buena estadística.[90]

Trasplante hepático. El 16 de abril de 2002 se realiza en el HUCA el primer trasplante de hígado por el Dr. Ignacio González-Pinto Arrillaga, discípulo del profesor Enrique Moreno González (de ascendencia asturiana por vía materna) que fue auxiliado por los doctores Lino Vázquez, Luis Barneo y Alberto Miyar, continuadores como protagonistas de esta complicada técnica a la que se suma más tarde la Dra. Carmen García Bernardo. En febrero de 2011 se había alcanzado la cifra de 300 casos y en la actualidad pasa de los 500.[91, 92] Un dato muy interesante respecto a este trasplante y a la cirugía hepática de alto nivel es que uno de los grandes protagonistas mundiales en este campo, jefe de la Unidad de Trasplantes del Hospital de Pittsburg (USA) donde desarrolla su vida profesional, es el Dr. Amadeo Marcos nacido en Cangas del Narcea en 1961.[93]

Equipos multidisciplinares en Asturias

La práctica quirúrgica exige cada vez con mayor frecuencia la formación de equipos multidisciplinares, tanto entre especialidades quirúrgicas como de estas con especialidades no quirúrgicas. A veces técnicas muy complejas requieren la colaboración de tres, cuatro y aún más especialidades.

Equipos multidisciplinares exclusivamente quirúrgicos. La cirugía plástica junto con la maxilofacial suele complementarse para resolver problemas complejos congénitos o adquiridos del macizo facial muchas veces con el auxilio de la cirugía pediátrica. También la colaboración cirugía plástica-cirugía general (en la práctica cirugía abdominal) puede ser necesaria para tratar defectos complejos de la pared abdominal y el multiequipo cirugía general-vascular-urología para las grandes extirpaciones en el espacio retroperitoneal cuando se requieren técnicas sustitutivas de los grandes

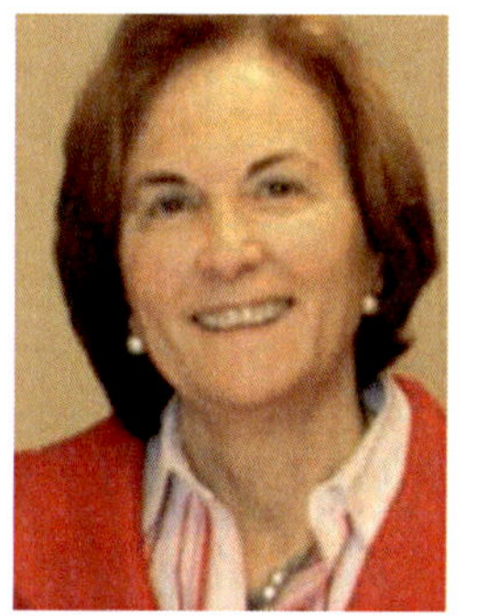

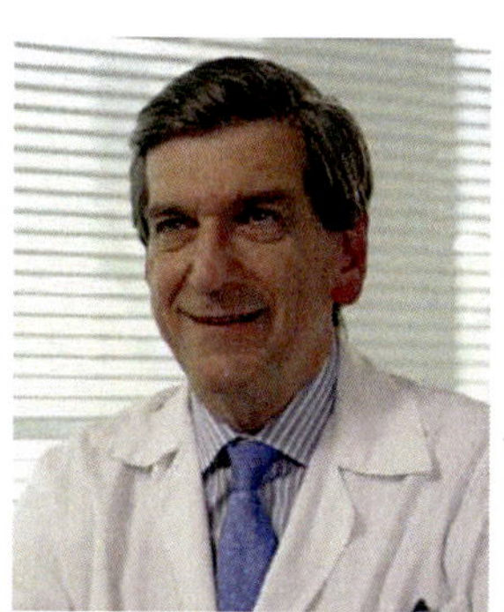

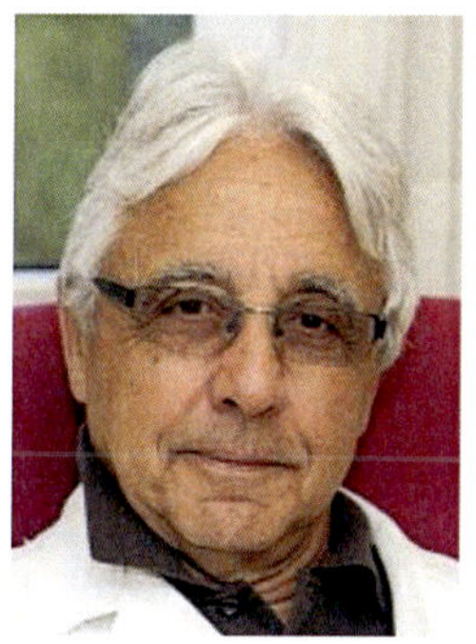

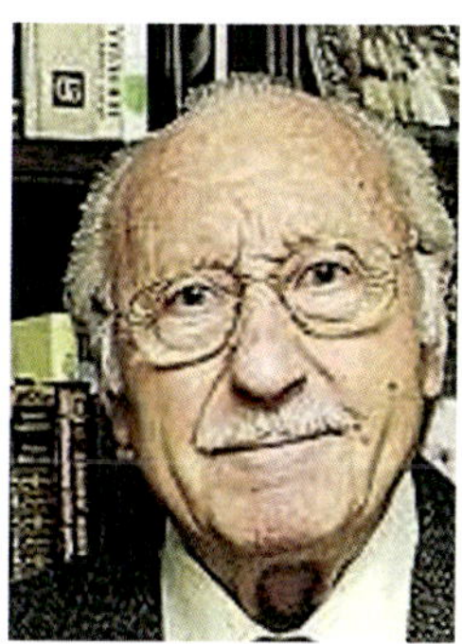

Figura 26. Los iniciadores de los reimplantes y trasplantes de órganos sólidos: Dres. Carmen Pena, Ignacio González-Pinto, José María Valle y Feliciano Alonso (†)

vasos (aorta y vena cava). Es lógico que la cirugía torácica y la cardiaca tengan que ayudarse recíprocamente en muchas ocasiones dada la anatomía entrelazada de las estructuras intratorácicas. Además de los antedichos, los reimplantes y trasplantes de segmentos mayores de las extremidades requieren la cooperación de cirugía plástica, traumatología y cirugía vascular.

Dejamos para el final el prestigioso equipo multidisciplinar iniciado y liderado por el profesor Carlos Suárez Nieto de ORL, y actualmente por el profesor José Luis Llorente Pendás, para el tratamiento quirúrgico da la patología nasosinusal y base de cráneo que es de referencia nacional. Requiere muchas veces la colaboración puntual de cirugía general, maxilofacial y neurocirugía.[94]

Equipos multidisciplinares médico-quirúrgicos. La cirugía general y del aparato digestivo, como es denominada oficialmente en la actualidad, forma equipo multidisciplinar en varios campos de acción, pero los más frecuentes son con aparato digestivo en la patología hepática fundamentalmente, con endocrinología en la patología del tiroides, paratiroides y suprarrenales (variable en los distintos centros ya que en algunos la cirugía de cuello es asumida por ORL) pero lo más destacado es el tándem cirugía general-endocrinología-psicología formando la unidad multidisciplinar (ya en el siglo XXI) para el tratamiento de la obesidad mórbida iniciada casi simultáneamente con notable éxito por el Dr. Jesús. González Fernández en el Centro Médico de Asturias y días después por el profesor Juan José González González, jefe de Sección en el Servicio de Cirugía General del HUCA. Continúa con los componentes de la Sección de tubo digestivo y pared abdominal del Servicio de Cirugía.[95] También el Servicio de Cirugía General colabora con Hematología y Hemoterapia en problemas quirúrgicos del bazo.

Un caso especial es el de la cirugía de la mama, que, según los centros, es realizada exclusivamente por cirugía general (por ejemplo, en el Hospital San Agustín de Avilés impulsada por el Dr. Siro Pérez Álvarez) o por el de ginecología, pero que camina hacia la unidad multidisciplinar que incluye cirugía general, ginecología, cirugía plástica, anatomía patológica y oncología radioterápica, como se desarrolla en el Hospital de Cabueñes y en el actual HUCA, donde está dirigida por la Dra. Ana Llaneza. En estas unidades multidisciplinares es de gran valor la colaboración complementaria de los profesionales de la enfermería y la psicología.

El tratamiento del cáncer va siendo progresivamente más multidisciplinar y se hace cada vez más necesaria la formación de comisiones que incluyen servicios médicos, quirúrgicos y básicos junto con los de oncología médica, oncología radioterápica y medicina nuclear.

Otros equipos multidisciplinares ocasionales se derivan del enfoque desde uno y otro punto de vista en aparatos y sistemas que tratan patología común: neurología-neurocirugía, cardiología-cirugía cardiaca, neumología-cirugía torácica, nefrología-urología, dermatología-cirugía plástica y reumatología-cirugía ortopédica. Finalmente debemos referirnos a otro prestigioso equipo multidisciplinar de referencia nacional que es el formado por neurología, radiología y neurocirugía para el tratamiento de la enfermedad de Parkinson liderado por el Dr. Fernando Seijo Fernández, que es además componente del Área de Neurociencias de la Universidad de Oviedo y el HUCA y que mantiene estrecha relación con el Centro Internacional de Restauración Neurológica de La Habana.[9]

Capítulo Noveno

Especialidades y especialistas quirúrgicos en Asturias durante el siglo xx

Introducción

A lo largo del siglo xx las especialidades quirúrgicas han ido creciendo en número a medida que se han ido desgajando del tronco común primitivamente denominado con el término genérico *cirugía*. En la actualidad hay al menos nueve especialidades quirúrgicas, cada una de ellas con sus secciones, subespecialidades o supraespecialidades (terminología usada indistintamente) pero que oficialmente se denominan áreas de capacitación específica) y tres especialidades médico-quirúrgicas. Lo que hoy se denomina de forma oficial *cirugía general y del aparato digestivo* es un término de consenso, pero en la práctica se refiere a la cirugía del tubo digestivo, glándulas anejas, bazo y paredes abdominales. Cada vez con mayor frecuencia la cirugía de las glándulas tiroides y paratiroides es absorbida por el área de *cirugía de cabeza y cuello* liderada por ORL. De forma variable en los distintos centros del país, incluye o no la cirugía de la glándula mamaria que se encamina irremediablemente al terreno de la multidisciplinaridad. Como en todas las especialidades de la medicina los límites son siempre imprecisos y variables en función de los avances científicos y tecnológicos en cada momento histórico ya que, reiteramos, todo se encamina a solucionar problemas del individuo enfermo e *individuo* significa precisamente eso: *indivisible*. Por otro lado, y como consecuencia de lo antedicho, los cirujanos han ido evolucionando desde ser simplemente *cirujanos* a ser cirujanos con adjetivos. Por ello, la exposición que responde al título de este capítulo, y que intentaremos se aproxime en lo posible al criterio cronológico, va a sufrir desajustes importantes en cuanto a la especialidad que corresponde a cada profesional que la ejerce. Aclarado este extremo sistematizaremos la exposición por especialidades y siguiendo un patrón territorial que se corresponde con las actuales áreas sanitarias de la sanidad asturiana, aunque en orden diferente al oficial.

Cirugía general

El **Dr. Antonio Fernández Getino,** discípulo del ya referido Dr. Celestino Álvarez, goza de una historia personal y profesional poco común. Nacido en 1874 en Canseco (León), en el seno de una humildísima familia, quedó huérfano de padre a los dos años de edad y fue protegido del farmacéutico de Grado D. Casimiro Álvarez, villa a la que su madre acudía a vender quesos de producción propia. Hizo el bachillerato en solo dos años, a la vez que trabajaba en la farmacia, y se licenció en Medicina en la Facultad de San Carlos de Madrid en 1903. Cuando D. Celestino se retira de la actividad profesional sus discípulos fundan respectivos sanatorios quirúrgicos, siendo el del Dr. Getino uno de ellos; tras su jubilación es regido al principio por una sociedad de varios cirujanos ovetenses: Juan Cabeza, José Luis Pérez-Lozana, Enrique González Rico, Adolfo Pérez González-Río Villapadierna y Alejo Rodríguez de La Rúa. La etapa final la monopoliza su último director el Dr. Alejo Rodríguez de la

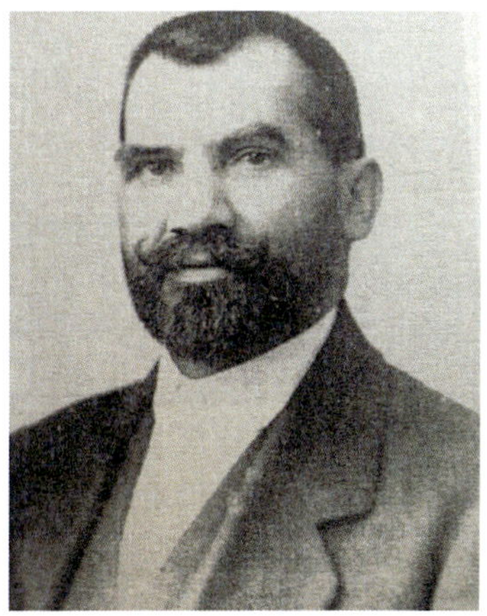

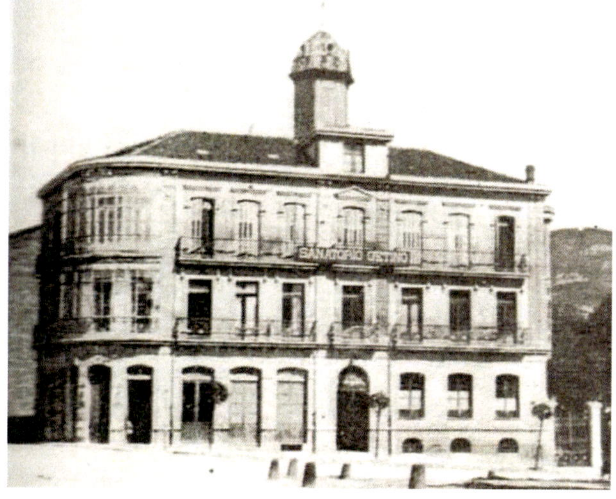

Figura 27. El Sanatorio Getino y su fundador

Rúa, al que nos referiremos más adelante. El Dr. Getino falleció en Oviedo en 1955[73] (fig. 27).

Dr. Eugenio Carrizo y Hevia. Nació en 1881 en Oviedo, se licenció en Madrid en 1906 y a partir de ese momento toda su vida profesional transcurrió en Oviedo, siendo médico de guardia del Hospital Provincial y posteriormente jefe de uno de los servicios de cirugía. Durante la Revolución de 1934 ejercía de director del Hospital y pasó momentos delicados cuando el coronel Yagüe le hizo responsable del comportamiento del personal que, en buen número, se inclinaba a la izquierda. Aunque su cirugía era más bien limitada, tenía fama de ser exquisito en sus intervenciones. Falleció en Oviedo en 1943.[67]

Dr. Joaquín García Morán. Se puede afirmar que ha sido la figura más distinguida de la cirugía general en Asturias durante el siglo XX. Ya ha sido descrita su importantísima actividad durante la Guerra Civil. Corresponde ahora hacer una reseña biográfica y profesional que es auténticamente descollante. Nació en 1904 en la villa marinera de Luanco en el seno de una familia de fuerte estirpe marinera. Tras cursar el bachillerato, en 1920 inicia los estudios de Marina Civil, pero los abandona por una inesperada atracción por la medicina comenzando por el curso preparatorio en la Universidad de Oviedo, continuando en la de Valladolid (donde en 1923 es galardonado con el prestigioso Premio Sierra) y terminando en la de Madrid en 1927. Tras la licenciatura se forma en la práctica de la patología digestiva con los profesores Urrutia, Madinaveitia, Hernando y Marañón. En 1946 recibió el Premio Extraordinario de Doctorado.

En 1930 regresa a Oviedo y entra por oposición en el Hospital Provincial como médico de guardia en el Servicio de Cirugía que dirigía el Dr. Francisco García Díaz. Poco después gana en brillante oposición una nueva jefatura de servicio; ya hemos comentado el acuerdo entre ambos jefes para repartirse los cometidos de la traumatología y cirugía ortopédica y de la que seguía recibiendo del nombre de *cirugía general*.

La inquietud del Dr. García-Morán para mejorar su formación le lleva a asistir a los principales centros quirúrgicos del mundo. Comienza su periplo en 1933 en Alemania asistiendo en Colonia al servicio del profesor Von Haberer y la continua en 1934 en Erlangen con el profesor Goetze.

Tras regresar a Oviedo se abre el paréntesis de la Guerra Civil en el que ya hemos tratado de su intensísima labor en el cerco de Oviedo y en los frentes del Ebro y Castellón una vez roto dicho cerco.

Reanuda su periplo extranjero en los Estados Unidos, en Boston, con los profesores Heyden y Sweet, del Massacussets General Hospital y en la Cleveland Clinic con el profesor Tom Jones. En Chicago aprende del profesor Dragstedt la técnica de la vagotomía para el tratamiento de la úlcera péptica siendo el primero que la practica en Asturias y de los primeros en España. En varios artículos de la revista *Medicina Asturiana* describe sus experiencias en sus estancias en el extranjero.[97]

Tuvo el Dr. García Morán muchos y destacados discípulos directos o indirectos (lo que en la jerga hospitalaria se conoce como *discípulos nietos*), entre ellos los doctores Manuel Álvarez-Buylla, Juan Cabeza Miaja, Luis Pérez Herrero, Luis Corrales. Luis Estrada y Luis Díaz Hevia. en el Hospital Provincial; ya en el nuevo HGA, ha tenido muchos más que no relacionamos nominalmente por ser la lista demasiado extensa pero sí a los fallecidos José Cardeñoso, Celestino Melchor, Manuel Díaz-Faes, José Manuel Lada, Francisco Navarrete y Amaya Rizzo. Su hijo, el profesor Manuel García-Morán López, que le sucedería en el HGA, recibió una sólida formación en París con el profesor Lortat Jacob y en Estados Unidos con los profesores Localio en Nueva York y Thomas Starzl en Denver. Algunos discípulos que lo habían sido antes de D. Joaquín completaron su formación bajo su dirección.

Los galardones que recibió el Dr. García Morán son muy numerosos entre los que mencionamos su presidencia de la Sociedad Española de Patología Digestiva y de la Real Academia de Medicina del Principado de Asturias, y, en el ámbito extrasanitario, además de ser miembro de número del Instituto de Estudios Asturianos (ha sido un gran humanista), la laureada colectiva de San Fernando, la medalla al Mérito en el Trabajo, la gran cruz de la orden civil de Sanidad, el nombramiento de hijo predilecto de Gozón y una calle en Oviedo. Gran aficionado a la navegación escribió una interesante monografía sobre *La pesca de la lubina en el litoral de Asturias*, editó unos apuntes de un tío suyo titulados *Un álbum de barcos* y publicó en el *Boletín del Instituto de Estudios Asturianos* el interesante artículo «Notas sobre la pesca del salmón en los ríos de Asturias». Falleció en Oviedo en 1989; lector infatigable de Unamuno, le sorprendió la muerte con un libro de este autor entre sus manos; sus restos reposan en el cementerio de la falda del Monte Naranco. El autor de esta obra no se resiste a comentar que en los últimos años de D. Joaquín, salvando respetuosamente las distancias, disfrutó de su amable amistad[98] (fig. 28).

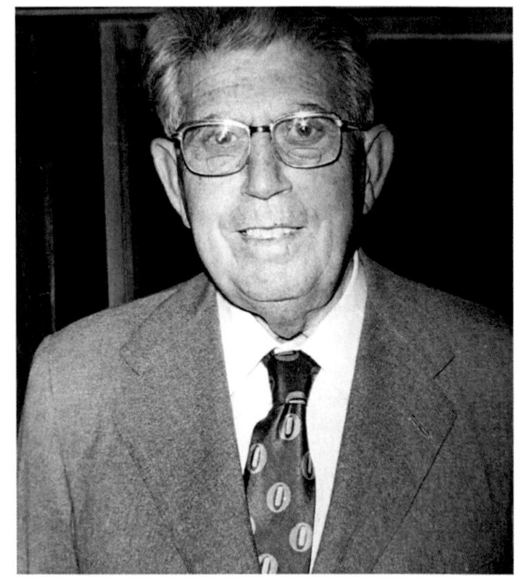

Figura 28. El Dr. Joaquín García Morán

Dr. Alfredo Blanco González. Este hábil y polivalente cirujano, del que ya hemos tratado por su labor en la Guerra Civil, nació en Blimea (San Martín del Rey Aurelio) en 1906. Hizo parte de la carrera en la Universidad de Salamanca y la concluyó en Madrid en 1929. Ya antes de finalizarla fue alumno interno del Hospital Provincial de Oviedo en el Servicio del Dr. García Díaz. En 1942, cuando se ausenta el cirujano militar Conde López, se le destina al Hospital de las Salesas por dos años. En 1949 se inaugura el Sanatorio Blanco en la carretera de Las Segadas: un moderno edificio (que sucede al establecido pocos años antes en un piso de la calle Campoamor) que cuenta con todas las instalaciones adecuadas para la práctica quirúrgica y 63 camas de capacidad. Su régimen era abierto a otras especialidades y el Dr. Alfredo Blanco, junto a su hermano Benjamín (1913-2004), ginecólogo, agotó su vida profesional en aquel sanatorio compaginando siempre la asistencia privada con la de la Seguridad Social. Durante varios años trabajaron allí como cirujanos de guardia los doctores Ignacio Camblor Peruyero y Bernardo Gonzá-

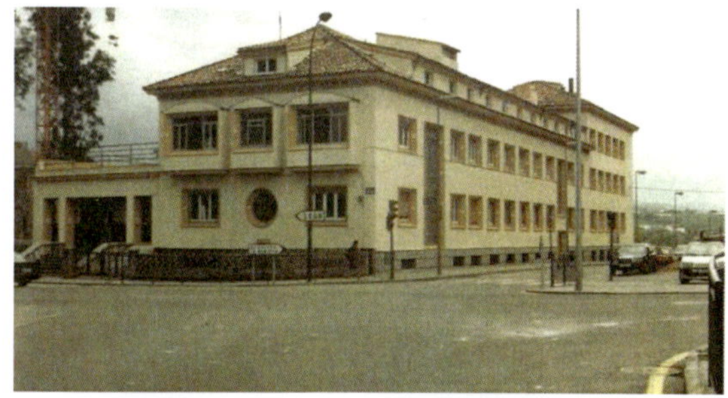

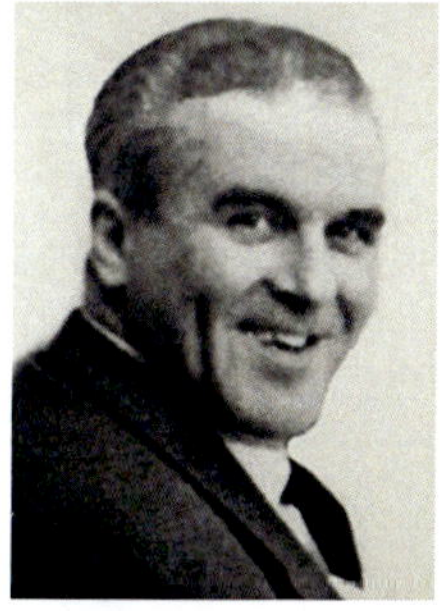

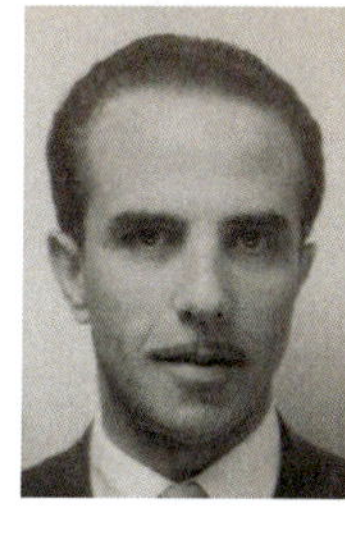

Figura 29. El Sanatorio Blanco y su fundador el Dr. Alfredo Blanco. A la derecha el Dr. Benjamín Blanco

lez-Cachón, que habían iniciado su formación en el Hospital Provincial con Don Alfredo. El Blanco fue derribado en 2018, pero desde la jubilación de D. Alfredo hasta este año pasó de clínica quirúrgica abierta a residencia geriátrica El Fontán, que funcionó en el edificio durante 26 años hasta que su director, D. Simeón Guisuraga, construyó un moderno y amplio edificio en el vecino núcleo de Colloto. D. Alfredo falleció en Oviedo en 1991 y sus restos reposan en el cementerio del Salvador. El ayuntamiento de la ciudad le dedicó una calle[6, 100] (fig. 29).

Los doctores **Manuel Álvarez-Buylla, Juan Cabeza Miaja, Luis Pérez Herrero y Luis Corrales Pérez del Río** han desarrollado su labor en distintos ámbitos (Seguridad Social, práctica privada o ambas a la vez), una vez trasladado y reconvertido el Hospital Provincial en HGA, cada uno de ellos destacando en campos determinados; por ejemplo, los doctores Pérez Herrero y Corrales Pérez del Río eran muy diestros en la cirugía del tiroides además de las técnicas quirúrgicas en general.

El Dr. Cabeza Miaja ejerció como jefe de cupo hasta su jubilación teniendo como ayudante al doctor **Luis Díaz Hevia,** extraordinario dibujante y pintor. El Dr. Pérez Herrero compartió la jefatura de un cupo con la asistencia privada y ha sido un extraordinario acordeonista. El Dr. Luis Corrales se integró en el Servicio jerarquizado que dirigía el Dr. Estrada. Otro jefe de cupo desaparecido ha sido el Dr. Alberto González Tascón que se había especializado en Chile.

El **Dr. Celestino Melchor Fonseca,** nacido en Lieres en 1929, comienza su andadura quirúrgica en el Hospital Monte Naranco de la Lucha Antituberculosa participando en la incipiente cirugía torácica que allí se realizaba, pero al abrirse el HGA en 1961, se incorpora como cirujano de guardia y posteriormente es nombrado jefe de sección de cirugía con el Dr. García Morán. En 1969 se traslada, tras obtener la plaza de jefe de servicio por oposición, al Hospital General de León donde permanece hasta 1978, formando varias generaciones de médicos residentes. Regresa a Asturias y hasta 2004, año de su jubilación, dirige el Servicio de Cirugía del Centro Médico de Asturias, aunque sigue como consultor hasta su fallecimiento en 2019 (fig. 30).

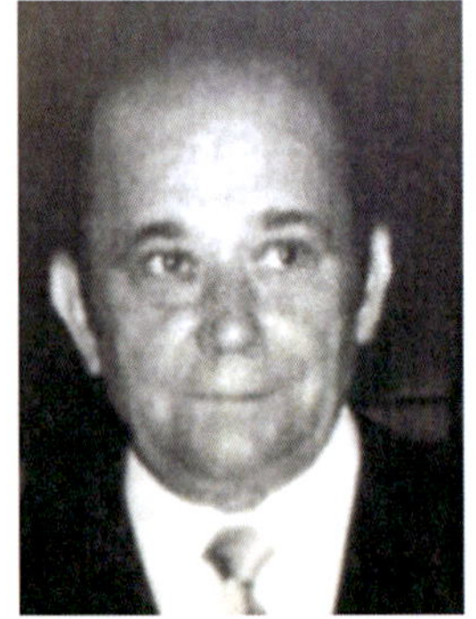
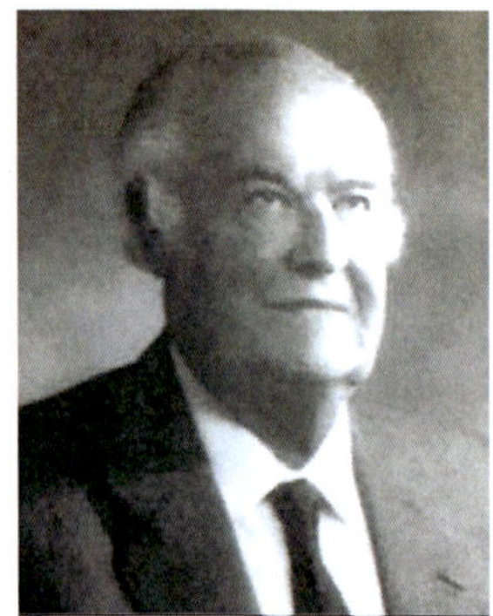
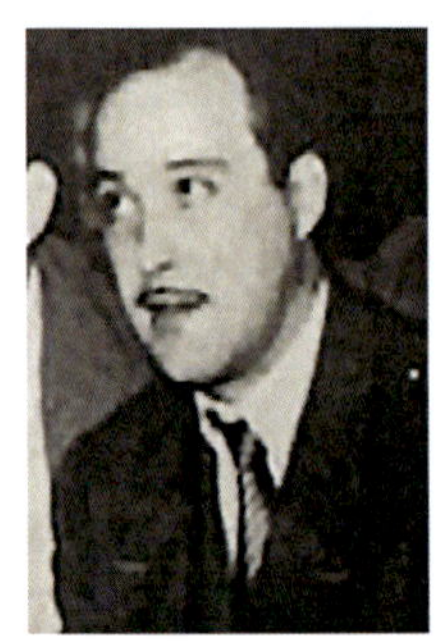
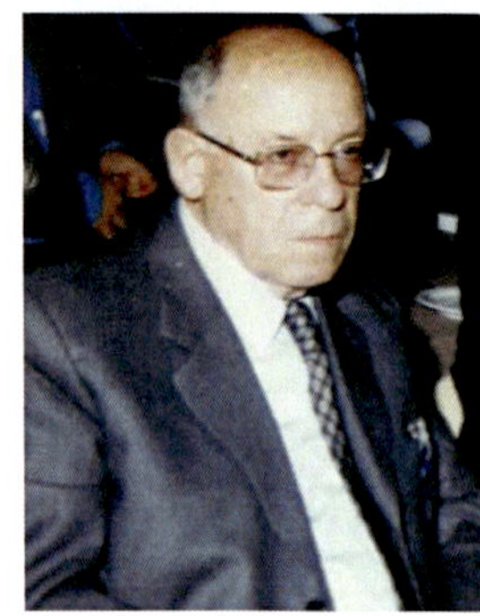

Figura 30. Dres. Juan Cabeza Miaja, Luis Pérez Herrero, Luis Corrales Pérez del Río y Celestino Melchor Fonseca

Profesor Luis Estrada González. Extraordinario cirujano nacido en Avilés el 22 de junio de 1922; siendo muy niño su familia se traslada definitivamente a Oviedo. Durante la Guerra Civil, contando 14 años de edad, ejerció una importante labor de apoyo recogiendo heridos en la calle y trasladándolos al hospital. Así nace una fuerte vocación por la medicina y, dentro de ella, por la cirugía. Estudia en la Facultad de Medicina de Valladolid, como alumno libre en los cursos clínicos, sin dejar de asistir a *su hospital* de Oviedo donde va a ser el principal discípulo del Dr. J. García Morán. Terminada la licenciatura, y tras un tiempo de cirujano de guardia en el Hospital Provincial donde acumula un importante bagaje quirúrgico, su inquietud por la cirugía de alto nivel le lleva a ampliar su formación en un campo que entonces, y aún en nuestros días, se consideraba de los más complejos en la cirugía del aparato digestivo, la cirugía del páncreas. Con este objetivo se traslada a Boston, tras obtener una ayuda del Estado, y permanece una larga temporada al lado de los grandes pioneros mundiales en este campo, los profesores R. B. Catell y K. W. Warren de la prestigiosa Lahey Clinic. De regreso a España, comienza en 1955 a realizar duodenopancreatectomías cefálicas y es autor de la primera duodenopancreatectomía total realizada en el país.[101, 102, 103]

En Oviedo se reincorpora a su hospital, pero la expansión acelerada de la asistencia sanitaria en la Seguridad Social a través del extinguido Instituto Nacional de Previsión hace que se integre, en un primer periodo, en el arcaico sistema de los cupos formado por equipos independientes de jefe-ayudante que tenían asignado un cupo de cartillas; teniendo como ayudantes de forma sucesiva a los doctores Felipe Sampil, Joaquín Meredíz y José Aza. Cuando en 1971 se implanta el más racional sistema jerarquizado obtiene en concurso de méritos la jefatura de Departamento de la CSNSC.

Aunque es posible que se salga del rigor de la metodología de exposición de los acontecimientos históricos, deseamos añadir alguna anécdota personal del Dr. Estrada oída de sus labios, pues en ambientes relajados podemos afirmar que era muy ameno. La primera se refiere a que en la segunda mitad de los 70 acude a una convención de antiguos *fellows* de la Lahey Clinic celebrada en Boston. El cartel anunciador de la reunión anunciaba un tema monográfico a tratar, como no, el cáncer de páncreas y se representaba a esta enfermedad como un fiero tigre en actitud agresiva. De allí se desplaza D. Luis a Mendoza (República Argentina), donde estaba invitado a impartir una ponencia en la Universidad de Cuyo y una vez más, como no, sobre la cirugía del cáncer de páncreas. Ignoraba el Dr. Estrada que en aquel país el verbo *coger* tiene un significado muy distinto al que tiene en el resto de los países hispanohablantes, pues se considera de mal gusto y hasta soez en ambientes cultos. Pues bien, da comienzo a su exposición refiriendo la reciente estancia en la convención de Boston y con un enérgico gesto de puños cerrados comienza diciendo: «vamos a coger el tigre»; la carcajada general fue estrepitosa dejándole estupefacto hasta que alguien le explicó el porqué.

La otra anécdota, con tinte asturiano, le ocurrió en una dependencia de embarque en EE. UU., donde tuvo una discusión, naturalmente en inglés, con el funcionario que le atendía a cuenta de un problema con su equipaje que el funcionario se negó a complacer. Se retiró D. Luis diciendo para sí: «*babayu*». El funcionario que lo oyó le llama en español: «oiga, vuelva aquí que soy asturiano». Solucionado el tema del embarque gracias a una palabra tan entrañable como la citada para cualquier asturiano. No pueden dejar de mencionarse sus extraordinarias dotes de alpinista, coronando en varias ocasiones el mítico Naranjo de Bulnes.

Profesor José Aza González. Como jefe de departamento, el Dr. Estrada se rodea de una serie de colaboradores que a su vez van obteniendo plaza en los preceptivos concursos-oposición y se constituye, bajo su dirección departamental, un Servicio de Cirugía formado por un jefe de servicio, el Dr. José Aza González, nacido en Jaca (Huesca) pero de familia asturiana, que se había licenciado y doctorado en Santiago de Compostela, iniciado su formación quirúrgica en Barcelona y continuado en Oviedo; más tarde obtiene la plaza de profesor titular y falleció en esta ciudad en 2013 a los 79 años de edad.

Además, cinco jefes de sección, los doctores Luis Corrales, Bernardo González-Cachón, Alberto Lana, Ángel Miyar y Enrique Martínez (los cuatro primeros ya desaparecidos y el último futuro jefe del servicio) además de varios cirujanos adjuntos en elevado número, pero se menciona a los ya fallecidos, doctores López-Cotarelo, Eulogio Palacios, José Luis Parreño, Francisco Navarrete (fig. 31), Enrique Fernández Palacio, Carmelo Laso, Rafael Sariego, Amelia Martín e Iñaki de Blas. Cuando

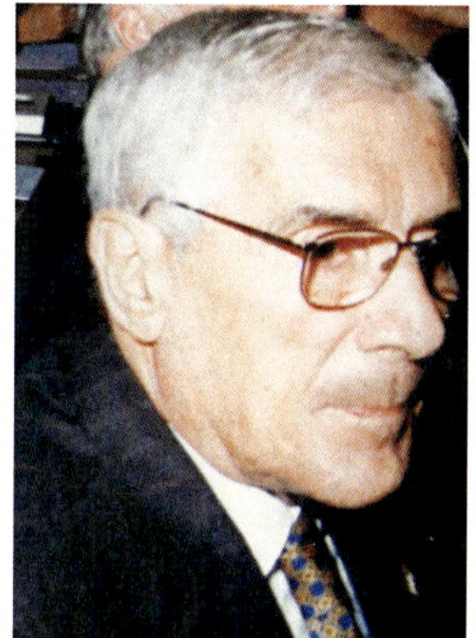

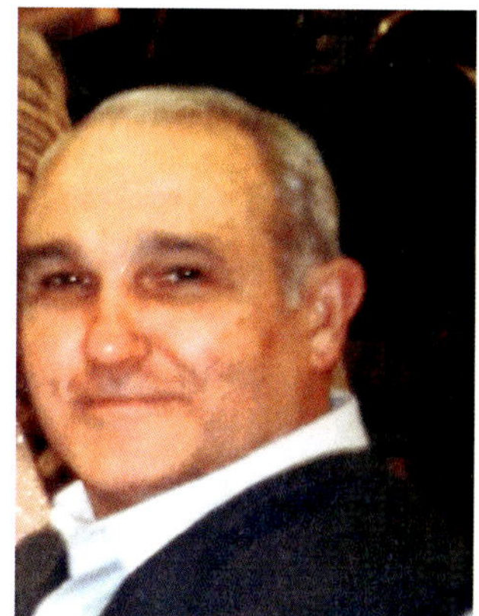

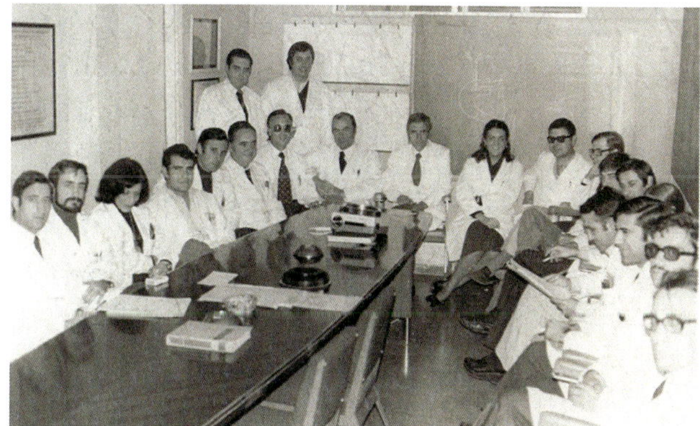

Figura 31. Los profesores Estrada González, Francisco Navarrete y el Departamento de Cirugía de la CSNSC a mediados de los años 70

comienza la enseñanza de la Cirugía en la Facultad de Medicina el Dr. Estrada es encargado de la Patología Quirúrgica I hasta que la Cátedra sale a oposición y es precisamente cubierta por uno de sus discípulos que es el autor de estas líneas; momento que coincide con el de su jubilación en 1987. No obstante, al final de su vida docente se le nombró profesor titular por el programa llamado *de idoneidad*. Han sido 13 fructíferos años de aprendizaje y amistad a su lado. Ostentó tantos puestos directivos en sociedades humanitarias, científicas, culturales y deportivas que omitimos por ahora su enumeración detallada. Recibió muchos galardones de todo tipo, entre ellos una plaza que lleva su nombre en Oviedo y falleció en esta ciudad en enero de 2000; sus restos reposan en el cementerio de El Salvador[104] (fig. 31).

Dr. César Alonso Martínez. Cirujano muy afamado que nació en 1892 en Santa María del Mar (Castrillón). Se licenció en Medicina en la Facultad de Madrid en 1916 y permaneció en la capital formándose en la Patología Digestiva Médica y Quirúrgica con los profesores Madinaveitia y Goyanes respectivamente. Tras su regreso a Asturias se establece en Gijón, ciudad en la que desarrollaría toda su vida profesional tanto en el ámbito privado como en el público. En la práctica privada fue cofundador con los Dres. Toral y Hurlé del Sanatorio Covadonga. Pero su magna obra fue la construcción del moderno edificio del Hospital de Jove del que fue director durante varios años (fig. 32). Ha sido un cirujano muy hábil y se puede afirmar que fue el primer cirujano del aparato digestivo en la región, lo que no excluye su pericia en otros territorios anatómicos como el bocio o la glándula mamaria. Ha sido el primer cirujano del Sanatorio Adaro, como ya ha sido referido, pero renunció cuando se le exigió vivir en Langreo. Ya hemos mencionado su destacado papel durante la Guerra Civil en Gijón. Falleció en Madrid en 1965 a los 73 años de edad de una neoplasia abdominal inextirpable; como refiere el Dr. Fernández

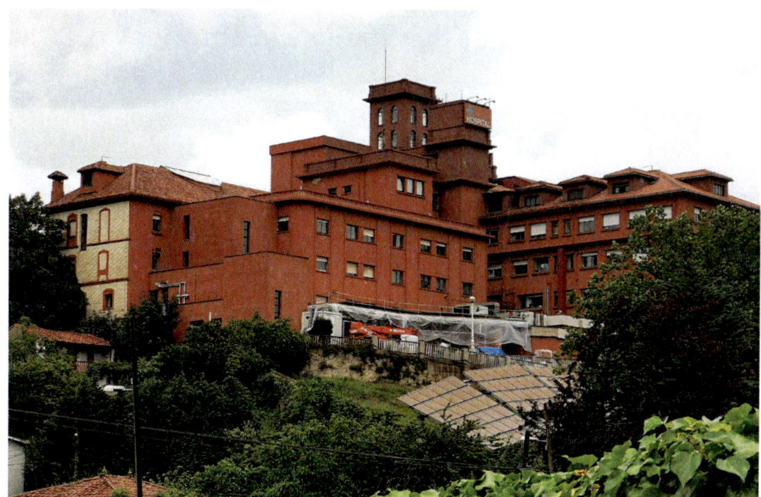

Figura 32. El moderno Hospital de Jove

Ruiz «una de las que tantas veces mantuviera a raya su bisturí».[12, 55, 73]

Dr. José del Río Rey-Stolc. Natural de Santiago de Compostela, donde nació en 1909 y se licenció en 1934. Participa en la Guerra Civil en los frentes de la Ciudad Sanitaria y del Ebro y termina con el grado de teniente médico. Su jefe, el coronel Canto Borreguero, destacado cirujano que había ampliado estudios en la Mayo Clinic de Minnessota, le animó a quedarse en la sanidad militar y permaneció dos años en el Hospital Militar de Carabanchel. Pero le atraía establecerse en Gijón y a esta ciudad se desplazó ejerciendo una cirugía multifacética (también dominaba la traumatología y realizó toracoplastias) tanto pública como privada; fue cofundador de la Clínica del Carmen (reconvertida en residencia geriátrica) y del Igualatorio Médico-Quirúrgico Asturiano. Viajero incansable, visitó muchos centros extranjeros y nacionales. Falleció en 1984.[62]

Dr. Martiniano Sagrado Conejo. De cuna salmantina. ejerció en Langreo durante la Guerra Civil y finalmente se estableció en Gijón de forma definitiva. Toda su vida profesional transcurrió como cirujano jefe de cupo en la Seguridad Social a la vez que ejerciendo la práctica privada. Los que le conocieron dicen de él que era muy comunicativo y ocurrente y cerramos esta semblanza citando una anécdota personal suya en la línea, acertada o no, de salpicar esta revisión histórica con hechos anecdóticos relacionados con la cirugía o con sus protagonistas: su hijo Fernando, buen futbolista y mejor gestor en su madurez, debutó con el Sporting con solo 17 años. Estaba muy nervioso y no le salió muy bien su primer partido: en el descanso, D. Martiniano preguntó a unos amigos situados en la proximidad: «¿cómo lo veis?»; la respuesta que se oyó fue: «hay diversidad de opinión entre unos y otros». D. Martiniano, que era consciente de que su hijo no estaba haciendo un buen partido debido a su lógico nerviosismo cerró la conversación: «¿unos en su padre y otros en su madre?».

Dr. Eduardo López-Mosquera. Nació en 1912 en Teo, provincia de La Coruña y se formó profesionalmente con los doctores González Bueno en Madrid y Puig Sureda en Barcelona. Obtiene una plaza de cirujano del estado y es destinado a la entonces colonia española de Guinea donde permanece doce años. En 1956 llega a Gijón, tras haber pasado una formación específica en cirugía torácica en Roma con el profesor Voldoni y en 1967 es nombrado director del Hospital de Jove. Desarrolla aquí una importante labor quirúrgica y organizativa. Practicó la primera comisurotomía mitral cerrada realizada en Asturias y en el orden organizativo creó un sistema de recogida de lesionados en accidentes de tráfico con un modelo logístico de ambulancias que permitían la primera asistencia *in situ*. Quiso modernizar el Hospital de Jove, remedando al exitoso HGA de Oviedo y para ello, nombró directora administrativa (más adelante sería directora-gerente) a Dña. Zenaida Álvarez. Falleció en 1980.[55]

Dr. José Luis Tinturé Miranda. Nació en Gijón en 1915, era hijo del conocido Dr. Tinturé Mata. Hizo el bachillerato en el Instituto Jovellanos y la licenciatura en Madrid, que vio interrumpida por la Guerra Civil reanudándola al final del conflicto en la Facultad de Valladolid y finalizándola en 1941. Comienza su entrenamiento quirúrgico con el profesor J. Estella y Bermúdez de Castro en el Clínico de San Carlos y lo continúa con el Dr. Rafael Vara López en Burgos. Al obtener su jefe la cátedra de Valladolid se traslada con él como profesor de clases prácticas. Tras unos meses de aprendizaje de la ortopedia infantil en los Hospitales de San Juan de Dios y del Niño Jesús en Madrid, se establece definitivamente en Gijón en 1945 culminando su carrera como primer jefe del Servicio Jerarquizado de Cirugía General del Hospital de Cabueñes. Falleció en este hospital en 1984[62, 67] (fig. 33).

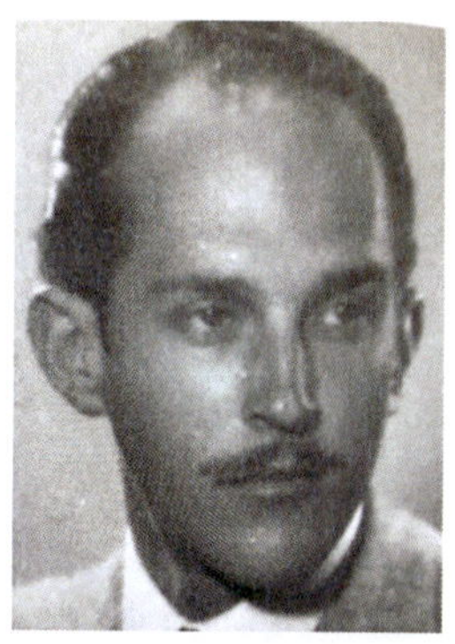

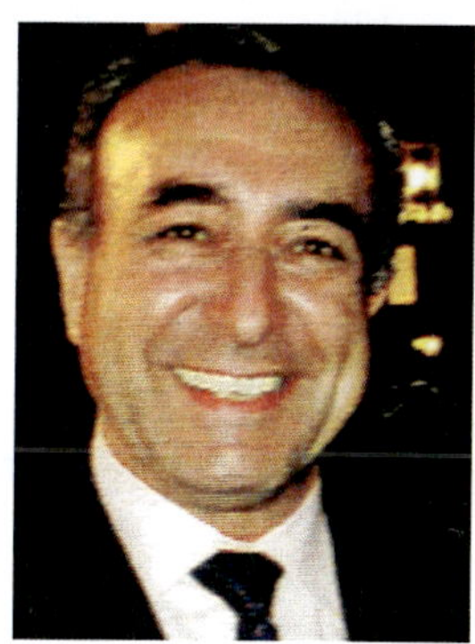

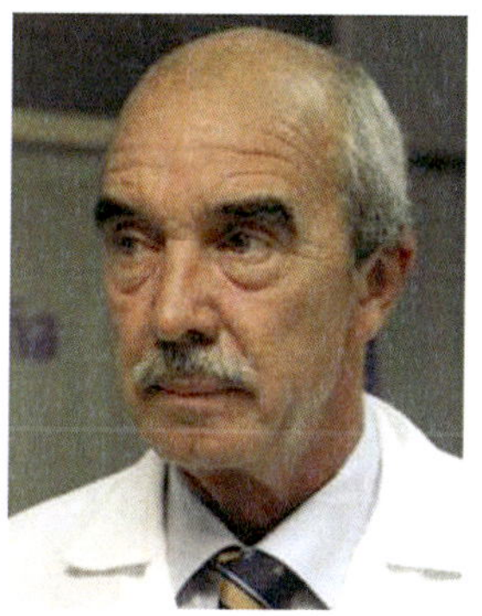

Figura 33. Dres. J. L. Tinturé Miranda, J. Magarzo y R. Álvarez Obregón

El último que desempeñó este cargo ha sido el **Dr. Raúl Álvarez Obregón**, con una formación quirúrgica muy sólida adquirida entre los EE. UU. y el HGA de Oviedo. Había nacido en La Habana y al llegar la revolución castrista sus padres lo enviaron a España, al pueblo asturiano de Lastres de donde eran originarios; se licenció en Salamanca y se había jubilado de la sanidad pública hacía cuatro años, aunque continuaba en la privada cuando falleció a los 69 años de edad (fig. 33).

Una larga lista de cirujanos generales que ejercieron en Gijón y que desgraciadamente tuvieron una corta vida, en mayor o menor grado, no pueden dejar de ser mencionados. Los doctores Santiago Barandica, José Manuel Suárez Cuevas, José Magarzo (fig. 33), C. Monte, José Galindo, Francisco Bouzón y Pilar Espina Fidalgo se distinguieron en distintos campos de la especialidad, pero vieron truncada precozmente su exitosa trayectoria sin poder culminar todo su potencial científico y técnico.

El **Dr. Fernando Camino Zamalloa,** natural de Valladolid, donde había nacido en 1911, tras pasar por diversos puestos durante la Guerra Civil, se asentó definitivamente en Avilés y ejerció durante muchos años como jefe de un cupo quirúrgico. Cirujano extraordinariamente hábil, adquirió notable fama no solo por su destreza, sino también por su exquisita amabilidad con los pacientes y con los compañeros. Falleció en Avilés en 1994 (fig. 34).

Había en Avilés dos cupos de cirugía que, hasta la inauguración del Hospital San Agustín, desempeñaron respectivamente el Dr. Camino, y durante un corto tiempo el Dr. Pedro Francisco Cándenas; el segundo cupo lo desempeñó posteriormente el Dr. José Antonio Vallina. Las sesiones quirúrgicas tenían que practicarlas en la CSNSC de Oviedo.

El **Dr. José Antonio Vallina Martínez,** nacido en Soto del Barco, en 1921, en el seno de una humilde familia, fue una figura emblemática de la medicina avilesina. A los 16 años de edad fue movilizado y estuvo en el frente de Teruel. Para costearse los estudios de Medicina, su ansiada meta, se hizo antes practicante trabajando durante dos años en Zaragoza. Licenciado en Valladolid, como número uno de su promoción, y habiendo sido presidente de la prestigiosa Academia de Alumnos Internos, regresa a Avilés donde se establece definitivamente. Fue un cirujano autodidacta, sumamente estudioso, pero que visitó muchos centros nacionales

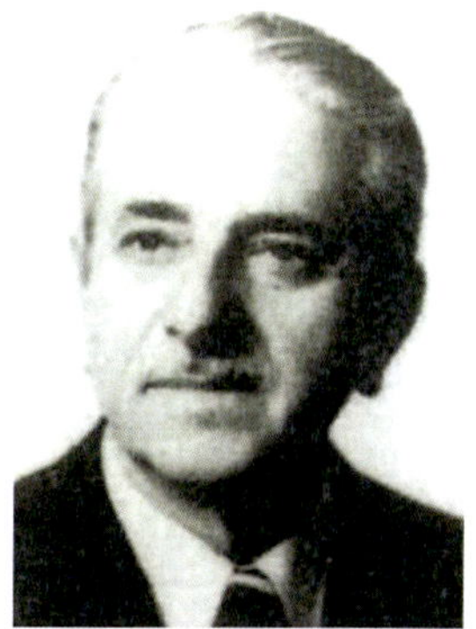
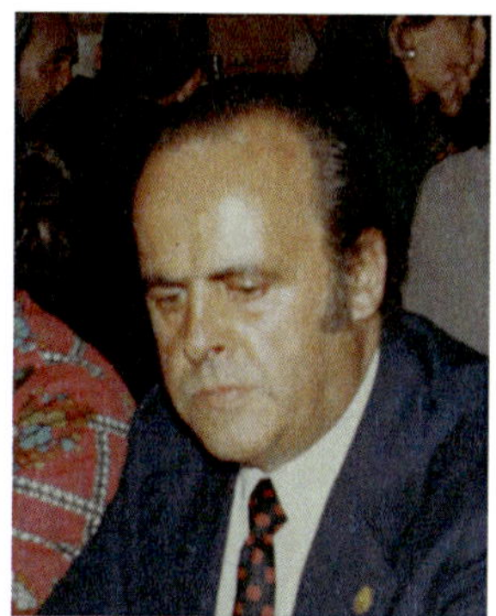
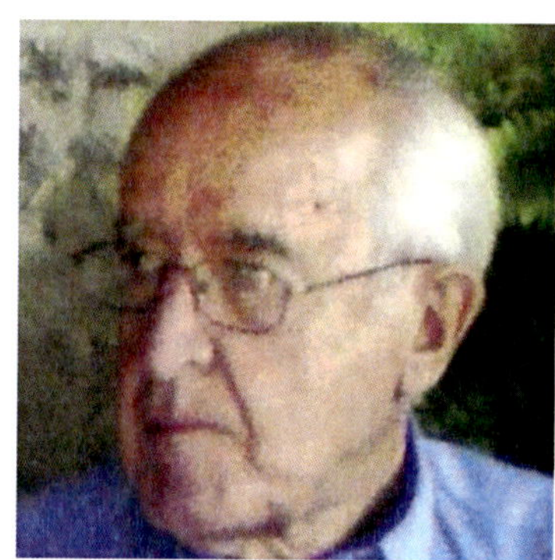

Figura 34. Dres. F. Camino, J. A. Vallina y E. Palacios

reforzando su formación. Durante un tiempo desempeñó el cupo vacante de Avilés (operando en Oviedo) y tuvo una intensísima actividad privada que desarrolló en el Hospital de Avilés y en el de la Cruz Roja. Falleció en Avilés en 2011 a los 90 años de edad y su sepelio fue multitudinario (fig. 34).

Dr. Eulogio Palacios Fernández. Natural de Oviedo, donde nació en 1928, inició su formación quirúrgica en el Hospital Clínico de Madrid, pero pronto se trasladó a Avilés ejerciendo la medicina general durante unos años. Reanudó su actividad quirúrgica integrándose en el Departamento de Cirugía de la CSNSC de Oviedo bajo la dirección del Dr. Estrada González. Cuando se funda el Servicio de Cirugía en el nuevo Hospital San Agustín de Avilés obtiene la plaza de jefe de servicio en la que permanece hasta su jubilación. Ha sido un musicólogo impenitente que no se perdía la temporada de ópera en Oviedo o los conciertos del Auditorio. El Dr. Palacios falleció en Oviedo en 2022 a los 94 años de edad (fig. 34).

Dr. Bernardo Mauro Aguado. Madrileño de cuna, se licenció en la Universidad Complutense y en ella continuó

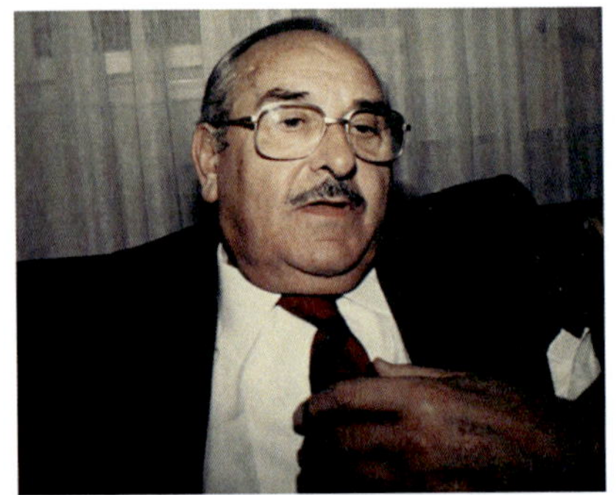

Figura 35. Dr. Bernardo Mauro Aguado

formándose sólidamente en Cirugía en la cátedra del famoso profesor José Estella y Bermúdez de Castro. Cuando fallece prematuramente el maestro, permanece un tiempo con su hermano el profesor Luis Estella, pero ya que tiene el título de Médico de Empresa en 1955 es contratado por la Empresa Nacional Siderúrgica de Avilés, que necesita un cirujano experimentado para poner en marcha y dirigir su hospital que a su término dispone de todas las especialidades. El Dr. Mauro tenía extraordinaria formación quirúrgica integral, pero se rodeó de un equipo de especialistas que le permitió dedicarse preferencialmente a la cirugía general; la traumatología la desempeñaba el Dr. Alfonso Noriega Muñiz (1922-1989).[98] Además, la empresa le autorizó para desempeñar un cupo de la Seguridad Social (que entonces debía llevar a cabo la cirugía en Oviedo); quien escribe estas páginas tuvo el privilegio de ser su ayudante durante varios años y conocer de primera mano su extraordinaria habilidad quirúrgica y, sobre todo, su bondad. Falleció en Avilés en 1991 (fig. 35).

Los cirujanos de Mieres. En esta villa, en el barrio de Murias, se había construido la primera residencia sanitaria de España gracias al impulso personal del ministro de trabajo José Antonio Girón de Velasco que siempre había mostrado su simpatía hacia la minería y los mineros. Las residencias sanitarias nacieron como centros exclusivamente quirúrgicos derivando más tarde a hospitales generales. Con el nombre inicial de *Residencia Sanitaria Enrique Cangas* y después *Vital Álvarez-Buylla* (primer alcalde socialista de Mieres y médico especialista en ORL) comenzó su andadura en 1954, sufrió algunas ampliaciones y dio paso en 2004 al moderno hospital comarcal actual.

El primer cirujano fue el **Dr. Dionisio Cuesta** (1905-1969), formado en el Hospital Provincial con los maestros García Díaz y García Morán; era un cirujano polivalente y compartió el ejercicio de la cirugía con la medicina de empresa; le siguieron los doctores C. Villanueva y F. Fueyo.

Una vez jerarquizados los servicios del hospital, el de cirugía es capitaneado por el **Dr. José Cardeñoso Ramos,** nacido en Valladolid en 1928, discípulo y colaborador del Dr. García Morán, primero en el Hospital Provincial y después en el HGA. Permaneció en Mieres hasta su jubilación en 1998 desarrollando una importante actividad quirúrgica y social como se verá más adelante. Falleció en Mieres en 2010 a los 82 años de edad.

También ejerció en el Hospital Álvarez-Buylla el doctor **José María Ayala Espina,** de la primera promoción de la Facultad de Medicina de Oviedo, residente en la CSNSC y fallecido a muy temprana edad.

En la **comarca del Nalón**, además de un largo periodo en que la cirugía general de la Seguridad Social se desarrolla en el Sanatorio Adaro simultaneándola con la traumatología, una vez inaugurado el moderno centro Hospital Valle del Nalón, el Servicio de Cirugía es dirigido por el malogrado Dr. Díaz-Faes Cervero, discípulo del Dr. García Morán (residente de la primera promoción del HGA) y fallecido en plena madurez.

En la **zona costera occidental** ya nos hemos referido al Dr. Jesús Landeira de Luarca y solo nos queda mencionar la clínica privada de corta duración del Dr. José López Fierros (que había permanecido varios años en la Guinea española como médico del cuerpo de Sanidad Colonial) en Ballota, Cudillero; falleció en 1994 en esta villa marinera donde había nacido en 1927.[38]

También se debe recordar el extraordinario caso de un médico rural, también de Cudillero, **D. Ruperto Rodríguez de la Rúa,** que durante un crudo invierno asistió en una braña y sin posibilidad de traslado a un anciano que padecía una hernia estrangulada: a falta de instrumental adecuado le operó con una hoz desinfectada al fuego y el paciente sobrevivió.[67]

Finalmente, al **Dr. Constantino Fernández Martínez** que fundó una clínica quirúrgica en Navia, pero que falleció en plena juventud a los 37 años de edad.[67]

En el **suroccidente y en la zona oriental** no hay más cirujanos generales que mencionar, otros que los que ya lo han sido hasta ahora.

Cirugía ortopédica y traumatología

Dr. Francisco García Díaz. Ya se ha comentado el importante papel que desempeñó durante la Guerra Civil. Su periplo vital y profesional deben ser completados describiendo su ingente labor además de la ya referida. Nació en Santa Cruz de Mieres en 1897 en el seno de una familia de tradición minera: su padre, capataz de minas, murió como consecuencia de las graves lesiones sufridas en un accidente minero. Becado por la Fundación Roel estudió Medicina en Madrid y se licenció a los 21 años de edad habiendo sido alumno interno del profesor León Cardenal; se doctoró con una tesis titulada *Resección-Artrodesis de Cadera*. Regresa a Oviedo, obtiene una plaza de médico de guardia en el Hospital Provincial, después de médico de plantilla y en 1928 la de jefe de servicio que desempeñaría durante el resto de su vida profesional. Se jubiló en 1967, cuando ya ejercía en el HGA, y falleció en 1977 cuando contaba 80 años de edad. Compartió la práctica de la medicina pública con la privada en su Sanatorio San Cosme que fundó al retirarse su suegro el Dr. Celestino Álvarez, como ya se ha mencionado.

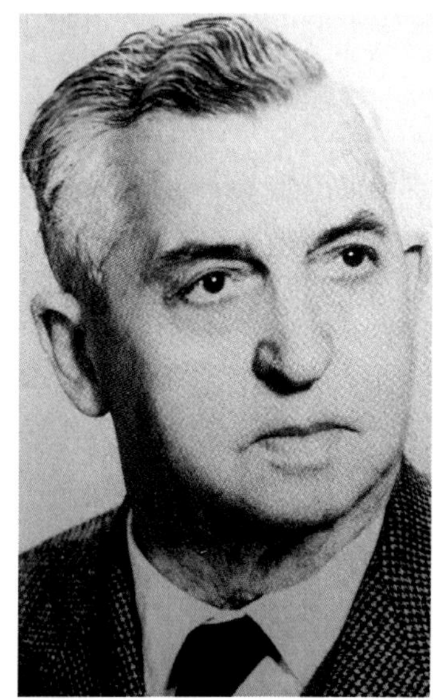
Figura 36. Dr. Francisco García Díaz

Sus estancias en los mejores servicios de Europa y América revelan su enorme inquietud científica: profesores Perthes, Bier, Magnuson, Sauerbruh y Föerster en Alemania; Bhöler en Austria, Seddon y Trueta en Inglaterra, Nove Josserand en Francia, Putti en Italia y Hendersson en Estados Unidos.

A su exitosa ponencia, junto al Dr. Vicente Vallina, a la que ya nos hemos referido, se debe la creación del primer centro de rehabilitación del país establecido en Oviedo. Sus discípulos son numerosos y de la mayor parte de ellos ya se ha tratado, pero no debemos olvidar a los ya fallecidos Dres. Victorino Álvarez Ortiz, Julián Morán Rodríguez y Antonio López Sastre, distinguidos traumatólogos que ejercieron en Oviedo (el último también en León), así como a su inseparable colaborador el Dr. Facundo Cabeza que materializó, al lado del Dr. Jaime Álvarez-Buylla, la puesta en marcha del Centro de Rehabilitación. Entre sus distinciones se deben señalar la laureada colectiva de San Fernando, la medalla al Mérito Militar, la gran cruz de la orden civil de Sanidad, la medalla al Mérito del Trabajo y otras muchas de carácter exclusivamente profesional o cultural que sería demasiado prolijo relacionar[67, 99, 105, 106] (fig. 36).

Traumatólogos de posguerra en Oviedo. Varios traumatólogos comenzaron su andadura en Oviedo al terminar el conflicto bélico: El Dr. Manuel López-Fanjul, hijo del urólogo Carlos López-Fanjul González y hermano del también urólogo Carlos López-Fanjul Argüelles, ejercieron en la Seguridad Social y en la práctica privada. El Dr. Eloy Rodríguez-Valdés Santurio simultaneó la jefatura de un cupo de traumatología con la práctica privada y la medicina de empresa en la Unión Española de Explosivos; tuvo como ayudante al ya desaparecido Dr. Carlos López Vijande. Hasta que se cubrió la plaza en propiedad desempeñó junto al Dr. José Manuel Antuña Zapico los primeros pasos de la jefatura del Servicio Jerarquizado de la CSNSC como ya ha sido referido.

El **Dr. Alejo Rodríguez de la Rúa** nació en la República Argentina en 1915; muy joven aún vino a la tierra de sus antepasados y comenzó los estudios de Medicina en Valladolid que por azares de la guerra concluyó en Santiago de Compostela en 1940, donde también se doctoró. La especialización en cirugía ortopédica y traumatología la realizó en el Hospital de Valdecilla de Santander y de vuelta a Oviedo compartió la propiedad del antiguo Sanatorio Getino con otros cirujanos y finalmente de forma personal. Compartió esta actividad con un cupo de la Seguridad Social. Su ayudante en ambos ambientes fue el Dr. Rafael Miranda Menes, que más adelante gestionaría el antiguo Sanatorio Blanco además del que siguió conservando hasta su desaparición el primitivo nombre de Sanatorio Getino. Falleció en Oviedo en 2005 a los 90 años de edad[107] (fig. 37).

El **Dr. Luis Viña Viña** había nacido en Luanco en 1916. Tras una formación inicial en Oviedo se desplazó a Alemania, donde vio truncada su estancia por la Segunda Guerra Mundial. Hemos escuchado de sus labios como tuvo que escapar hacia España con gran riesgo por los ataques de la aviación americana. Trabajó en la Seguridad Social, en la medicina de empresa y en la práctica privada. Desde el punto de vista profesional destaca que implantó una prótesis de cadera por primera vez en España. Ha sido, además, un excelente pintor. Falleció en Oviedo en 2007 a los 91 años de edad (fig. 37).

Profesor José María López Porrúa. Nació en Santander en 1922 y estudió Medicina en Madrid siendo alumno interno del profesor León Cardenal. Se licencia en 1946 y alcanza el doctorado en 1952. De 1952 a 1954 es becario del Consejo Superior de Investigaciones Científicas y posteriormente se traslada a la Facultad de Medicina de Cádiz, donde permanece durante 8 años como profesor adjunto. Se traslada después a la misión católica de Nigeria, donde permanece dos años. En 1966 es contratado por el HGA de Oviedo como jefe del Servicio de Urgencias y un año después del de Cirugía Ortopédica y Traumatología que dirige durante 8 años; posteriormente obtiene la plaza de jefe de departamento de la especialidad en la CSNSC que desempeña durante 11 años más. Fue profesor adjunto numerario por el programa de *Idoneidad*, miembro de multitud de sociedades científicas y autor de numerosas aportaciones en órganos de difusión y reuniones científicas. Falleció en Oviedo en 1987[62] (fig. 37).

Dr. Sergio Montes Mortera. Nació en Lada (Langreo) en 1934 y tras hacer el bachillerato en el Colegio San Pedro de La Felguera estudió Medicina en la Universidad de Valladolid donde se licenció y doctoró. Desde que terminó la carrera ingresó en el Sanatorio Adaro como médico de guardia en un primer periodo y como traumatólogo posteriormente; en este acreditado hospital, al lado del eminente Dr. Vallina García, adquirió una gran experiencia traumatológica. En 1964 opositó a la plaza de médico del Servicio de Cirugía Ortopédica y Traumatología del HGA dirigido por el Dr. García Díaz y más adelante, tras colaborar un tiempo con el profesor López Porrúa, alcanza la jefatura de dicho servicio que desempeña hasta su jubilación en 2004. Estancias de perfeccionamiento a destacar son las que llevó a cabo en Madrid con los doctores Sentí Montagut (Clínica de La Concepción) y Sanchís Olmos (Hospital Provincial); en el extranjero con el profesor M. E. Müler en Hospital Cantonal de Saint Gallen (Suiza) y con el profesor Merle D'Aubigné en el Hospital Cochin de

París. Falleció en 2008. Su pueblo natal dio su nombre a un parque (fig.37).

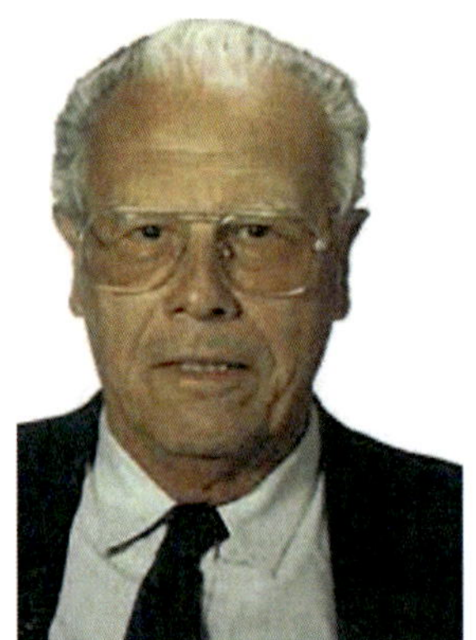
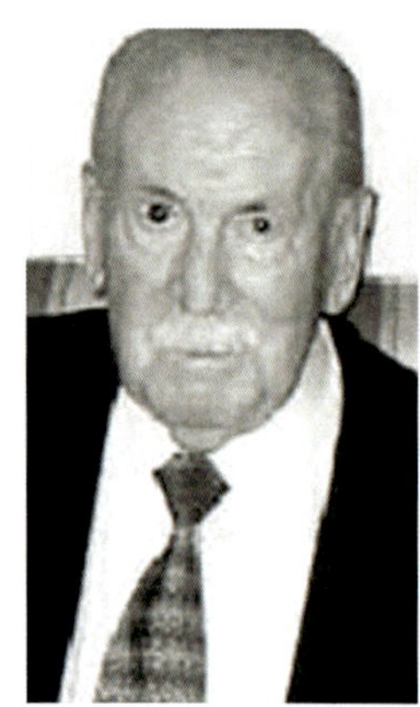
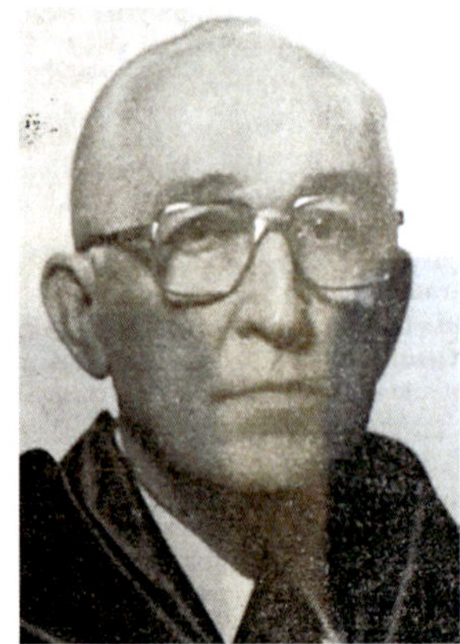
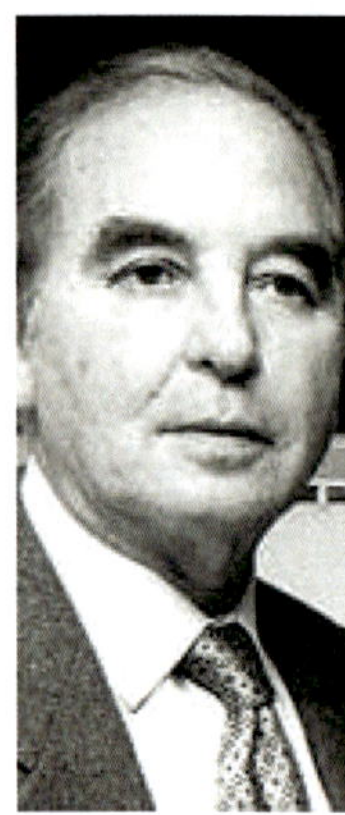

Figura 37. Dres. Rodríguez de la Rúa, Viña Viña, López Porrúa y Montes Mortera

El **Dr. Javier Pérez-Cepeda Piñeiro**, traumatólogo de cupo de la Seguridad Social, será considerado de forma extensa más adelante cuando se trate el colectivo de cirujanos militares, al igual que el Dr. Antonio López-Cotarelo Villamil.

Es preciso dedicar también un recuerdo obligado a los traumatólogos **Gerardo Vázquez y Luis Olay Lorenzo;** ambos fallecieron en plena madurez. El primero formado en Alemania y el segundo desarrolló su actividad en los hospitales Militar, Cruz Roja, Centro Médico y CSNSC. El **Dr. Agustín Cezón Quirós,** natural de Pola de Siero se formó en Buenos Aires y ocupó plaza de jefe de sección en la CSNC; falleció en 2007 a los 85 años de edad.

Dr. Francisco Palacio González. Ha sido el primer jefe de servicio del Hospital de Cabueñes cuando comienza la estructura funcional de la jerarquización. Nacido en Gijón en 1920, se licenció y doctoró en la Universidad de Madrid y se especializó en la Clínica de la Concepción de esta ciudad. Regresa a Gijón y allí transcurre toda su vida profesional, compartiendo la medicina de empresa, la Seguridad Social y la práctica privada. Fue especialmente destacado en la cirugía protésica de cadera y rodilla e hizo numerosas y valiosas aportaciones en reuniones de la especialidad. Falleció en Gijón en 2010 a los 90 años de edad (fig. 38).

Otros traumatólogos que ejercieron en Gijón, ya desaparecidos, fueron el Dr. Aquilino Hurlé Velasco, con dedicación especial a la ortopedia infantil, que fue el primer director del Sanatorio Marítimo y falleció a la temprana edad de 51 años[73] y los doctores Burgaleta, Canal García y Cuello Cuetos, que tuvieron especial inclinación a la traumatología deportiva.

Dr. Luis Vallina Martínez. Nació en Avilés en 1930 y, al igual que su hermano el Dr. José Antonio Vallina, hizo los estudios de practicante para poder costearse los de Medicina. Se licenció en Valladolid en 1960 y se trasladó a Alemania para hacer la especialidad de cirugía ortopédica y Traumatología en el Hospital Hermann Josef en la cuenca del Ruhr, donde permaneció varios años. Regresa a Avilés, donde se establece privadamente y a la vez consigue una plaza de jefe de cupo en la Seguridad Social. Su actividad quirúrgica ha sido muy intensa. Hombre extraordinariamente amable y radiante de simpatía gozó de mucho prestigio personal y profesional; los hermanos Vallina puede afirmarse sin ambages de ningún género que eran verdaderas instituciones muy respetadas en la vida avilesina de su época. D. Luis falleció en Avilés en 2015 a los 85 años de edad (fig. 38).

En la **cuenca del Caudal** ya se ha referido a los Dres. Portilla (padre), Cuesta, Villanueva y Fueyo, que, además de cirujanos generales, ejercieron la traumatología. El hospital minero de Bustiello y el de Fábrica de Mieres han sido modestos centros de tratamiento de los heridos en la industria. Los doctores Enrique Portilla, Arsenio García Lavandera y Enrique Ojanguren, que ejercieron en estos centros, están afortunadamente entre nosotros.

En el **valle del Nalón,** además del ya mencionado Dr. Jolín que se trasladó a Valladolid en 1950, es preciso volver a tratar la figura del **Dr. Vallina García** (sin parentesco con los Vallina avilesinos), que le sucedió ese año en la dirección del Sanatorio Adaro. De este gran traumatólogo nos queda referir algunos aspectos personales y su labor desde que asume la dirección del prestigioso hospital minero. Nació en 1914 en la aldea de La Sampedro (Sotrondio) en el seno de una humilde familia minera y campesina, hizo el bachillerato casi en su totalidad en la Academia Calvo de esta localidad y estudió Medicina en Madrid licenciándose en 1935 a los 21 años de edad. Es preciso hacer un paréntesis desde este momento hasta 1950, puesto que su periplo profesional en este periodo ya ha sido referido. Cuando se hace cargo del célebre hospital minero le imprime un gran desarrollo y alcanza cotas de excelencia en el tratamiento de los lesionados raquimedulares, en el síndrome de aplastamiento y en la rehabilitación de los heridos. Fue un incansable viajero que asistió a los principales centros de España y Europa para aprender (y enseñar) los mayores avances en su campo. Su abrumadora casuística asombraba en las reuniones científicas de la especialidad. En nuestro país mantuvo relaciones de intercambio de sus colaboradores con los principales centros traumatológicos del país dirigidos por los doctores Sanchís Olmos, Hernández Ros y Bastos Ansart. En Europa visitó los hospitales mineros de Inglaterra dirigidos por los doctores Holworth y Nicoll; en Bochum (Alemania) al profesor Bürkle de La Camp; en Viena al profesor Lorenz Böhler, con el que llegó a tener una gran amistad; y en París el Hôpital Cochin (doctores Merle D'Aubigne y Tubiana). Todos los adelantos observados fueron implantados en el Adaro. Su humildad y laboriosidad eran tan acusadas y conocidas que quizás hayan oscurecido en alguna medida que también era un estudioso impenitente que estaba al día en todo lo relacionado con la especialidad.

Tuvo el Dr. Vallina discípulos muy distinguidos, como los doctores Luis Donate Vigón, José Manuel Antuña Zapico (experto mundial en malacia del semilunar y afortunadamente entre nosotros), Sergio Montes Mortera, Miguel Gutiérrez Coto y Manuel Fernández Alas; a este último le encomendó la dirección de la rehabilitación. Se jubiló de forma oficial en 1984, aunque siguió como asesor unos años más. Su última etapa profesional discurrió en el nuevo Hospital de la Seguridad Social Valle del Nalón como jefe de Servicio de Cirugía Ortopédica y Traumatología.

Las distinciones y reconocimientos, tanto profesionales como del ámbito social, son tan numerosos que mencionamos solamente los para él más entrañables: hijo predilecto de San Martín del Rey Aurelio, su concejo natal, e hijo adoptivo de los concejos de Caso, Laviana, Langreo y Oviedo. Sotrondio, Sama de Langreo y Oviedo dieron su nombre a respectivas calles y un busto con su efigie perpetúa su memoria en su pueblo natal. Ha sido condecorado con la medalla de plata de Asturias, la del Mérito en el trabajo y la gran cruz al Mérito civil. Falleció en 2003 a los 89 años de edad y sus restos reposan en el cementerio de San Martín de Sotrondio[85, 106, 109] (fig. 38).

Dr. Jesús Ribas Ribero (en algunas referencias Rivas Rivero). Natural de Gijón, ya hemos referido su participación en el equipo quirúrgico del Dr. Morán Cifuentes durante la Guerra Civil; en los años 50 obtuvo plaza de jefe de cupo en Sama de Langreo con la práctica quirúrgica en la CSNSC de Oviedo. Vivió en la villa langreana hasta su jubilación. Su ayudante fue el Dr. S. Montes Mortera.

Dr. Luis Donate Vigón. Primer discípulo del Dr. Vallina García en el Sanatorio Adaro. Nació en La Felguera (Langreo) en 1923 y cursó el bachillerato en Gijón y la licenciatura en Valladolid (1948). Desarrolló toda su labor profesional en el Sanatorio Adaro y en la Seguridad Social con estancias de perfeccionamiento en Francia en el Centro de Quemados de Lille, Centro de Rehabilitación de mineros de Govillel, Centro de Parapléjicos de Fonteneblau y con el profesor Merle D'Aubigne en el Cochin de París. Ha sido un extraordinario traumatólogo de modales exquisitos con los pacientes, en el quirófano y en el trato personal. Falleció en 1990 y sus restos reposan en el panteón familiar del cementerio de Somió en Gijón[98] (fig. 38).

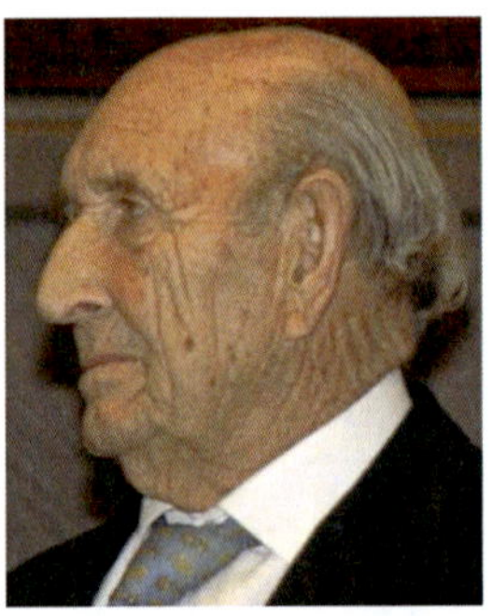

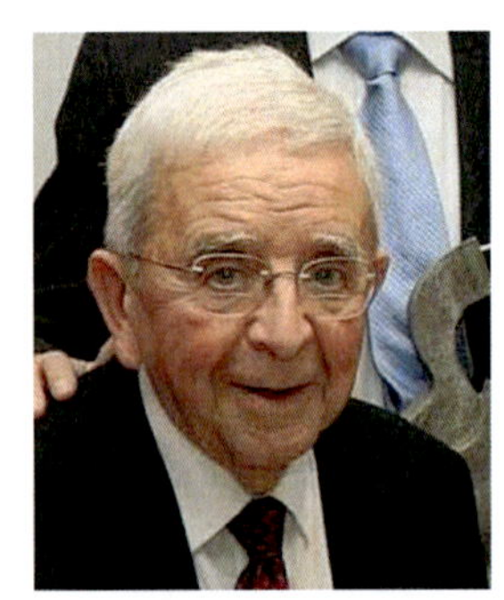

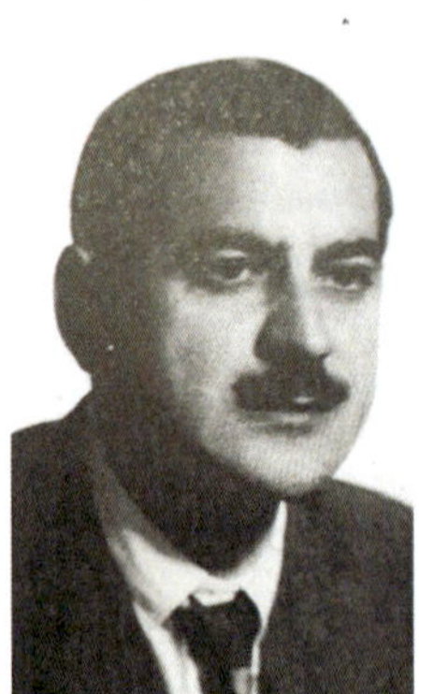

Figura 38. Dres. F. Palacio, L. Vallina, V. Vallina y L. Donate

Para completar la lista de traumatólogos queda por mencionar al **Dr. Francisco Daniel Martínez Carbajal,** natural de Venezuela (1955) pero licenciado en la Universidad de Oviedo en 1979. Ejerció como traumatólogo en los hospitales de Jarrio y Cangas del Narcea y falleció en 2002 a la temprana edad de 47 años.

Hasta ahora se han relacionado especialistas en cirugía general y traumatología-ortopedia. La evolución histórica de las especialidades quirúrgicas ha evolucionado, como ya se ha referido, desde un tronco común hasta las actuales parcelas del ejercicio quirúrgico. Ha habido muchos cirujanos, como se ha visto anteriormente y sobre todo en la primera mitad del siglo, que ejercieron simultáneamente la cirugía general y la traumatología. A partir de ahora, y no de forma absoluta, las especialidades van a ser cada vez más autónomas y será progresivamente más frecuente que los cirujanos no se salgan de sus áreas de trabajo, en gran parte porque también obliga a ello el imperativo legal.

Cirugía plástica y reconstructiva

El iniciador de esta especialidad en la región ha sido el Dr. Eduardo Álvarez Bigotes, natural de Casomera en el concejo de Aller (1929) y licenciado en Valladolid. Se especializó en varios hospitales de Estados Unidos, donde permaneció 8 años: Canton (Ohio), Pittsburg (Pensylvania), Virginia y los dos últimos en el famoso Henry Ford Hospital de Detroit (Míchigan). Se incorporó por concurso oposición al HGA en 1963. Tras dos años de ejercicio en la región, regresó definitivamente a los EE. UU. y la última referencia de que disponemos es que vivía retirado en Regina (Canadá). Una curiosa anécdota, a la que se refería con frecuencia, es que en el acto solemne en el que se le entregaba el diploma que le concedía la especialidad en Estados Unidos, interpretando erróneamente los documentos aportados, se le llamó de esta forma: «Doctor Eduardo A. Bigotes, *from Casomeran Hospital*».[110, 111]

Dr. Ricardo de Manuel López. Nació en Madrid en 1934 y se licenció en la Facultad de San Carlos en 1959. Se especializó al lado de los doctores Sanchís Olmos, del Hospital Provincial y Enríquez de Salamanca de la Clínica Nacional de Accidentes de Trabajo. Realiza estancias de perfeccionamiento en Inglaterra: Queen Victoria de East-Grinstead, University College,

Great-Ormond Hospital for Sick Children y The London Clinic; y en Francia en el Hospital de Nanterre y el Cochin de París.

En 1965 es contratado como médico del Servicio de Cirugía Plástica del HGA de Oviedo, obteniendo la plaza de jefe de servicio por oposición un año después. En 1976 obtiene la plaza de jefe de servicio de la CSNSC. Fue profesor contratado de la Facultad de Medicina de Oviedo y profesor invitado en la Mayo Clinic de Estados Unidos. Falleció en Oviedo en 1984 a la temprana edad de 50 años de edad[98] (fig. 39).

En los años setenta se estableció en Oviedo el cirujano plástico **Dr. Enrique Álvarez,** asturiano de origen y especializado en Buenos Aires. Ejerció exclusivamente la práctica privada, pero era llamado esporádicamente para resolver problemas puntuales en la CSNSC (lo que se conocía como *pago por acto médico*), antes de crearse el servicio en 1976. Era extraordinariamente jovial y muy extravertido, conociéndosele popularmente en Oviedo como *Enrique el Estético*. Falleció prematuramente en un accidente de tráfico.

Angiología y cirugía vascular

Podría afirmarse que la cirugía vascular española moderna nació en el HGA de Oviedo con el **Dr. José María Capdevila Mirabet.** Catalán de cuna nacido en 1928, tras formarse en Barcelona con el Dr. Rodríguez Arias, en 1963 obtiene por oposición la jefatura de servicio del naciente HGA. La labor asistencial y docente del Dr. Capdevila ha sido abrumadora. En este servicio se formaron decenas de cirujanos vasculares que se dispersaron por toda la geografía nacional. Como presidente de la Sociedad Española de Cirugía Vascular logra la aprobación de la especialidad independiente que pasa a recibir el nombre de *angiología y cirugía vascular*. Falleció en Barcelona en 2018 a los 90 años de edad[112, 113, 114] (fig. 39).

Sus discípulos asturianos destacados, ya desaparecidos, han sido los doctores Fernando Bongera García-Campomanes y José Luis García Pumarino. El Dr. Bongera (fig.39) le sucedió en la jefatura del servicio cuando decide regresar a Barcelona en 1974 y el Dr. García Pumarino pasó a la CSNSC integrándose en el Servicio de Cirugía, pero como jefe de la sección autónoma de cirugía vascular. Ambos fallecieron prematuramente cuando estaban en pleno desarrollo de su actividad; el Dr. Bongera en 1992 y el Dr. García Pumarino en 1982.

Con especial dedicación a la cirugía de la patología venosa, ejercieron en Asturias los doctores Aurelio Álvarez Riera y Fernando López de Prado. El primero siempre en Oviedo, en la práctica privada, habiendo realizado un curso de Angiología en la Clínica Platón de Barcelona en 1964. Hasta la creación de la sección de cirugía vascular de la CSNSC ejerció esporádicamente «a llamada» en este hospital. Falleció en Oviedo en 2005.

El segundo, natural de Ribadeo (1931) se licenció en Santiago de Compostela y toda su vida profesional trascurrió en Gijón, ejerciendo en el Hospital de Cabueñes y en la práctica privada, adquiriendo una gran experiencia. Falleció en esta ciudad en 2016 a los 85 años de edad.

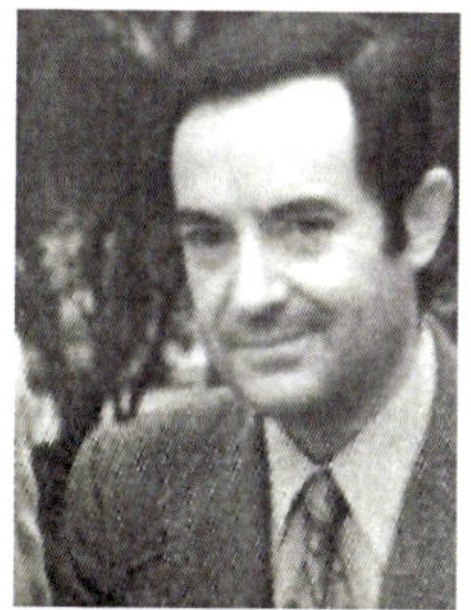

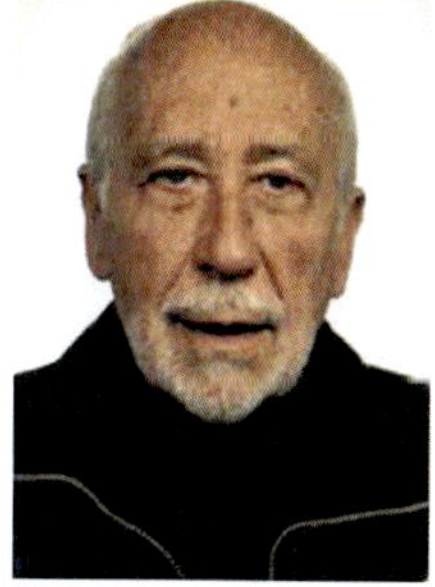

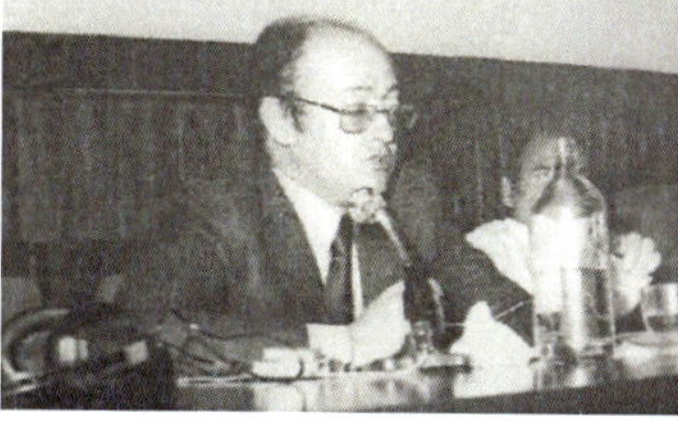

Figura 39. Dres. R. de Manuel, J. M. Capdevila y F. Bongera

Neurocirugía

Es una especialidad que puede definirse como moderna. En Asturias su primer representante es el **Dr. José María Izquierdo Rubín,** que fue pionero en muchos aspectos de esta especialidad. Nació en Oviedo en 1918, se licenció en Santiago de Compostela en 1942 y se doctoró en Madrid en 1946. Comienza formándose en neurología en la Casa de Salud Valdecilla (Santander), en el Hospital de la Santa Cruz y San Pablo (Barcelona) y finalmente en Madrid con el profesor Vallejo Nájera. Una vez adquirida una sólida formación neurológica le atrae la vertiente quirúrgica de la especialidad y tras una breve estancia en el Hospital Provincial de Oviedo con el Dr. García Morán se desplaza a Barcelona al servicio del Dr. Tolosa Colomer y más tarde a Zurich (profesor H. Krayenbuhl) y a París (profesor Petit-Dutaillis). También pasó un tiempo con el Dr. Sixto Obrador en Madrid y Almeida Lima en Lisboa.

De regreso en Oviedo practicó técnicas muy avanzadas para la época, como la primera extirpación de un tumor cerebral en la región y la primera arteriografía cerebral en el primer Servicio de Neurocirugía asturiano en el Hospital de la Cruz Roja. En su propio domicilio montó un pequeño quirófano experimental. Autor de numerosos trabajos científicos e históricos, fundó la revista *Yatros*, que tuvo una corta vida al igual que su creador, pues un desgraciado accidente de automóvil segó su vida en 1956. Su hijo, el profesor José María Izquierdo Rojo (catedrático de Neurocirugía en Oviedo y después en Santander) es en gran medida continuador de su obra [7, 73, 115] (fig. 40).

Dr. Julio Sánchez Juan. Nació en Ollería (Valencia) en 1924. Se especializó en Madrid con el Dr. Obrador Acalde y amplió su formación en la Städtische Nervenklinic de Bremen (Alemania). En 1955 se establece en Oviedo y cuando se abren los grandes hospitales HGA y Covadonga en 1961, asume sucesivamente por oposición la jefatura de la especialidad en el HGA primero y en la CSNSC después.

En el HGA le sucederían los doctores Pedro Ley Palomeque, Alberto Fernández Serrats, Manuel Franco Barredo, Fernando Bueno Martínez y Ahmad Faleh Tamimi, todos ellos con corta vigencia en sus cargos. En la CSNSC le sucedió su discípulo el Dr. Pedro Redondo Cortina cuando ya los dos hospitales se habían fusionado como Hospital Universitario Central de Asturias (HUCA). Falleció en 2016 a los 91 años de edad (fig. 40).

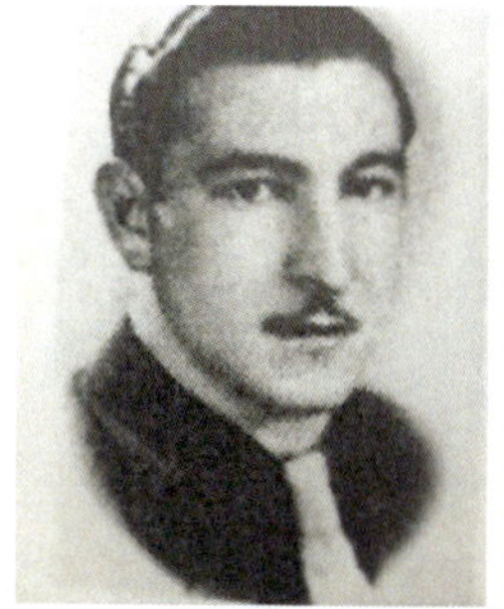

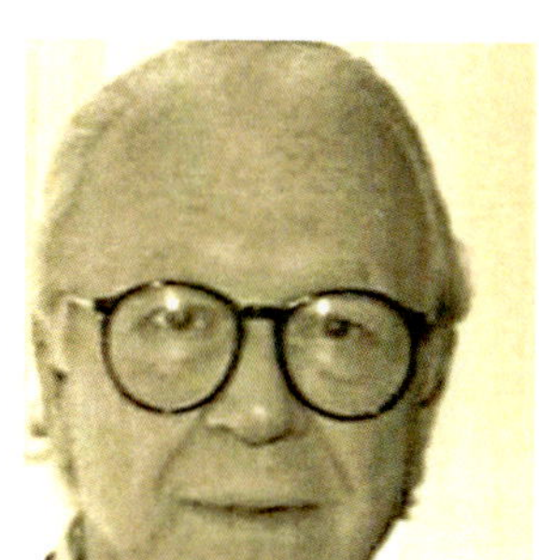

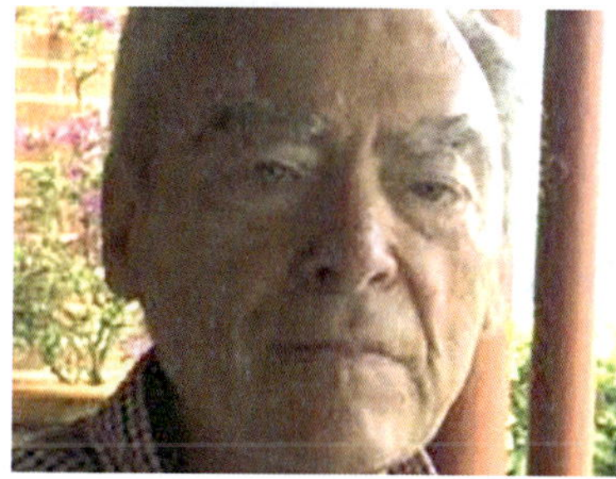

Figura 40. Dres. Izquierdo Rubín, Sánchez Juan y Redondo Cortina

Dr. Pedro Redondo Cortina. Neurocirujano de gran prestigio que nació en Oviedo en 1939 y se licenció en Valladolid en 1963. Hizo la especialidad en el HGA y completó su formación en Zurich con el profesor G. Yasargil, estimado como el mayor experto del mundo en cirugía vascular cerebral. Durante la jefatura del Dr. Sánchez Juan en la CSNSC fue jefe de sección y al jubilarse su maestro quedó como jefe de servicio jubilándose en 2004. Se calcula que intervino más de un millar de aneurismas cerebrales. Falleció en Oviedo en 2023 a los 84 años de edad (fig. 40). Otros discípulos del Dr. Sánchez Juan fueron los doctores Arturo Álvarez Díaz, nacido en Cabañaquinta en 1939 y el doctor Moreno, ambos desparecidos en plena juventud. Le sucedería el Dr. Antonio López García y a este la Dra. Belén Álvarez Fernández.

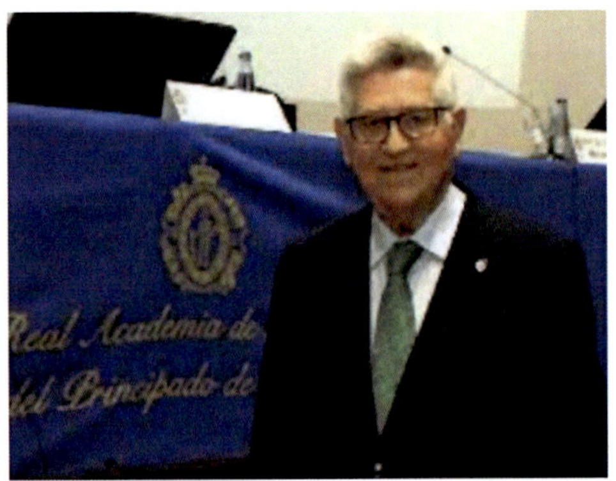

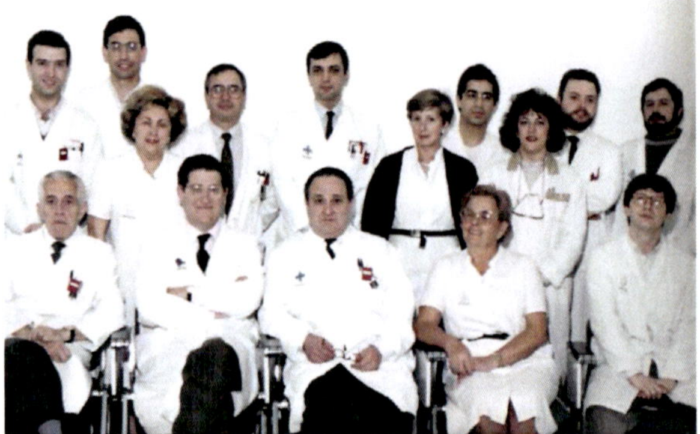

Figura 41. Profesor Juan Sebastián López-Arranz y Arranz, y el Servicio de Cirugía Oral y Maxilofacial en 1989

Finalmente merece ser citado el **Dr. Pedro Mata González,** que ni era asturiano (sí lo era como consorte) ni desempeñó plaza en Asturias, pero que era llamado con frecuencia para resolver problemas complejos de traumatismos cráneo-encefálicos en el Sanatorio Adaro. Especializado en la Clínica Puerta de Hierro con el Dr. Bravo Zabalgoitia era jefe del Servicio de Neurocirugía del Hospital Clínico de Madrid. Había nacido en el páramo leonés en 1936 y falleció en Oviedo en 2006.

Cirugía oral y maxilofacial

Tras unos inicios muy elementales con el doctor en Odontología Juan Triviño, la CSNSC fue la sede del primer servicio de esta especialidad en Asturias. Su primer jefe, el **profesor Juan Sebastián López-Arranz,** hoy felizmente jubilado, ha sido el impulsor de la formación de médicos residentes, del desarrollo de esta especialidad y de la creación de la Escuela de Estomatología. Ha tenido colaboradores de muy alta cualificación que en el momento actual ostentan puestos de la máxima responsabilidad, pero cumpliendo con la premisa de hacer referencia solamente a los ya ausentes, deben ser citados los Dres. Luis Antuña Zapico, Juan Sánchez-Ocaña Serrano y Miguel Álvarez-Quiñones Caravia[116] (fig. 41).

Cirugía del Tórax

La cirugía de la cavidad torácica ha pasado por varias denominaciones hasta llegar a la actualmente en vigor que separa la cirugía tóraco-pulmonar de la cirugía cardiaca como especialidades independientes. Estas antiguas denominaciones fueron: *cirugía torácica*, *cirugía cardio-torácica* y *cirugía cardiovascular*. La angiología y cirugía vascular y sus protagonistas ya han sido expuestas anteriormente. Continuamos con la actualmente denominada de forma oficial según la ley de Especialidades Médicas, *cirugía tóraco-pulmonar* enumerando sus protagonistas históricos. Precursores de la cirugía del tórax, en la práctica limitada a las toracoplastias para el tratamiento de la tuberculosis pulmonar cavitada, han sido los doctores José Miranda Díaz (ya referido) y los doctores Armando Pego Busto y Francisco Palicio Caso.

El **Dr. Fernando Alonso-Lej de las Casas,** que todavía compartió la cirugía tóraco-pulmonar y la cardiaca, llegó al HGA en sus inicios en 1962. Se había formado en el Baltimore City Hospital (Maryland, Estados Unidos) y le tocó organizar desde el principio un gran servicio de cirugía cardiotorácica que llegó a alcanzar cotas de prestigio muy elevadas. Fue pionero en Asturias en varios procedimientos quirúrgicos, por ejemplo, la cirugía cardiaca con circulación extracorpórea, e implantó el sistema americano de médicos residentes que tuvo mucho atractivo en todo el país; permaneció en este hospital hasta 1975 en que se trasladó al Hospital Miguel Servet de Zaragoza, su ciudad natal, donde había nacido en 1927. Falleció en este hospital en 2022 a los 95 años de edad. Tuvo como discípulos, entre otros, al Dr. Francisco Gosálvez Jordá (ya fallecido) y al Dr. Feliciano Álvarez-Linera, hoy felizmente jubilado, que le sucedió en la jefatura del servicio a su marcha.[117]

La cirugía cardiaca, aparte de lo expuesto sobre el Dr. Alonso-Lej, tuvo en Asturias algunos precursores en técnicas elementales como el Dr. Eusebio López Mosquera, que llevó a cabo la primera comisurotomía mitral cerrada en el Hospital de Jove de Gijón y, como curiosidad, que ya en 1952 dos cirujanos generales, los doctores Pérez Herrero y Estrada González, llevaron a cabo con éxito una pericardiotomía en el Sanatorio Girón.[118]

Cirugía Urológica

En páginas anteriores se ha hecho referencia extensa al Dr. Julián Clavería, que puede ser considerado como el padre de la urología asturiana. El **Dr. Sigifredo Viejo** (Bárzana, Quirós, 1900) cursó Medicina entre Madrid y Salamanca y trabajó en el Hospital Provincial en Oviedo siendo trasladado a Tapia de Casariego durante la Guerra Civil; se había formado en Madrid en el prestigioso Instituto Rubio. Tras terminar el conflicto ejerció en Oviedo, primero con el Dr. Clavería, y más tarde compartió la práctica privada con la jefatura de un cupo de la Seguridad Social. Falleció en 1972[99, 119] (fig. 42).

Dr. Juan González Tova. Nació en Santander en 1905 pero su familia se trasladó a Oviedo cuando contaba 10 años de edad. Durante dos años cursa Ingeniería de Caminos, siguiendo los pasos de su padre, pero los abandona y se matricula en Medicina en la Faculta de Madrid concluyendo la carrera en la de Valladolid en 1932. Su formación de postgrado discurre entre la Casa de Salud Valdecilla, el Hospital Provincial de Oviedo, el Hospital General de Madrid y el Hospital Necker de París con el profesor Marion, considerado entonces el urólogo más sobresaliente de Europa. Tras la Guerra Civil se establece definitivamente en Oviedo ejerciendo como médico militar en el Regimiento de Milán n.° 3, como jefe de cupo en la Seguridad Social y en la práctica privada. Musicólogo vocacional, tocaba el violín con magistral soltura. Fue distinguido con numerosas condecoraciones civiles y militares. Falleció en esta ciudad en 1971[67] (fig. 42).

Dr. Carlos López-Fanjul González. Nació en Campomanes (Lena) en 1906. Se licenció en Valladolid en 1930 y se doctoró en Madrid en 1932. Antes de participar en la Guerra Civil, comenzó su especialización con el Dr. Clavería y la continuó en los hospitales Cochin y Necker en París con los profesores Chevasue y Marion, concluyéndola en España con los doctores Cifuentes y de la Peña (Madrid) y Puigvert (Barcelona). Posteriormente se estableció en Oviedo trabajando en el Hospital-Orfanato Minero y en la CSNSC como jefe de cupo. En la práctica privada ejerció en el Sanatorio Asturias, de propiedad familiar, y en el Sanatorio Miñor. Fue distinguido con varias condecoraciones civiles y militares. Falleció en Oviedo en 1983[62] (fig. 42).

Dr. José María Junquera Villa. Nació en Gijón en 1918 y se licenció en Madrid en 1940, donde también se doctoró en 1960. Su formación especializada la comenzó en Madrid con el profesor Cifuentes y la culminó en Barcelona con el profesor Puigvert. Amplió estudios en Praga, EE. UU., Reino Unido y Francia. En 1961 obtiene por concurso-oposición la plaza de jefe de servicio de urología del HGA y en sus últimos años de actividad desempeñó un cupo en la Seguridad Social junto con la actividad privada. Se jubiló en 1985 y falleció en Oviedo en 1997.[120] Le sucedería el doctor Ramón Abascal García.

El **Dr. Feliciano Alonso Sainz,** al que ya nos hemos referido como autor del primer trasplante renal en Asturias, nació en Villarcayo (Burgos) en 1927 y se licenció, doctoró y especializó en Madrid con el profesor Cifuentes. Tras completar la especialidad se estableció en Oviedo donde ejerció un cupo de la Seguridad Social (de Avilés) y cuando la organización hospitalaria se jerarquiza obtiene en concurso-oposición la plaza

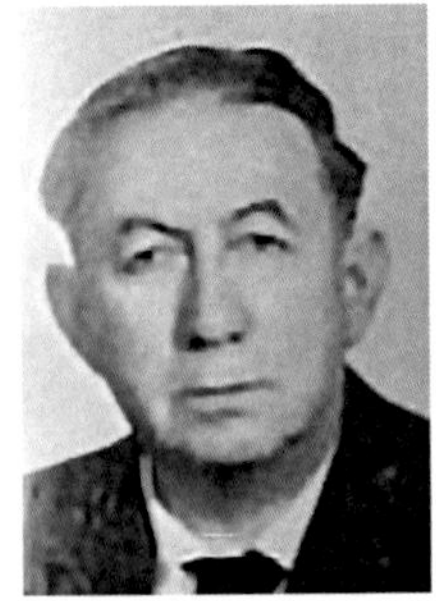

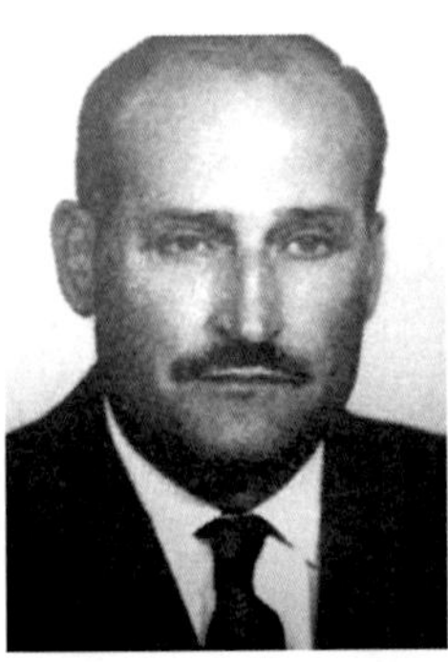

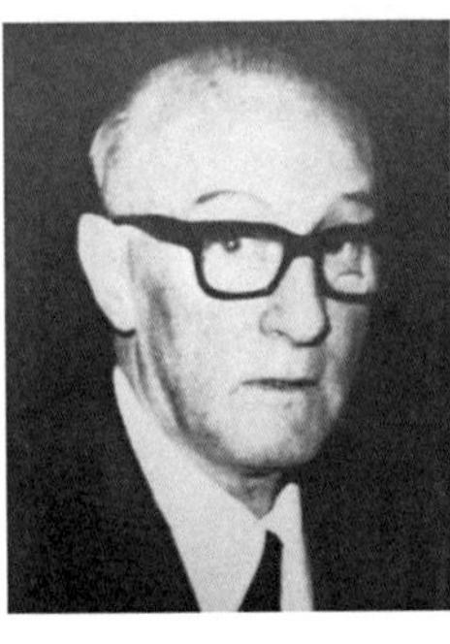

Figura 42. Dres. Viejo, González Tova y López-Fanjul González

de jefe de servicio de la CSNSC que desempeña hasta su jubilación. Como profesor contratado explicó durante varios años la Urología en la Facultad de Medicina de Oviedo. Falleció en esta ciudad en 2018 a los 91 años de edad.

Otros urólogos que ejercieron en Oviedo, ya desaparecidos, son los Dres. José Luis Pérez Campoamor (jefe de cupo en Langreo y más tarde en Oviedo) y Luis Crespo Suárez, licenciado en Santiago de Compostela, que había sido adjunto en el servicio jerarquizado de la CSNSC de Oviedo y posteriormente jefe de cupo en la misma ciudad, en la que falleció cuando ejercía profesionalmente y aún lejos de la jubilación.

Urólogos de Gijón. El Dr. Arturo Toral del Pozo nació en Gijón en 1884 y se licenció en la Universidad de Sevilla en 1905. Se especializó en París con el profesor Joaquín Albarrán, hispano-cubano afincado en Francia y considerado el padre de la urología moderna en Europa. Tras completar la formación regresó a Gijón, donde permaneció el resto de su vida personal y profesional. Fue cofundador, junto a los doctores Aquilino Hurlé y César Alonso, del Sanatorio Covadonga. Delante de este centro se erigió un busto en su memoria y fue condecorado con la encomienda de la orden civil de Sanidad. Gran aficionado a la pintura y a la música, falleció en Gijón en 1970.[73] El Dr. Félix del Frade Gutiérrez, natural de Ribadesella, donde nació en 1903, se licenció en Barcelona y se doctoró en Madrid haciendo la especialidad en el Hospital General con el profesor Sánchez Covisa. Tras la Guerra Civil permanece en Cuba y Estados Unidos durante diez años; de regreso a España se establece definitivamente en Gijón, tras pasar dos años en Avilés y falleció en 1990[98] (fig. 43).

Los Dres. José Luis Hurlé, Carlos del Río Rey-Stole (especializado en Valdecilla), Miguel García Lassaletta (también interno en Valdecilla), Alfonso García Collar (natural de Cangas del Narcea y residente de la primera promoción del HGA) y el Dr. Ricardo Presa (nacido en Pola de Siero) han ejercido la urología en Gijón a lo largo de la segunda mitad del siglo XX. Un caso especialmente conmovedor es el del Dr. Javier Mosquera, jefe del Servicio de Urología en el Hospital de Cabueñes, que falleció en 2019 repentinamente durante una sesión clínica cuando solamente contaba 58 años de edad. Era gijonés de nacimiento, se había licenciado en Oviedo y se había especializado en el hospital donde ejercía la jefatura del servicio desde 2014 (fig. 43).

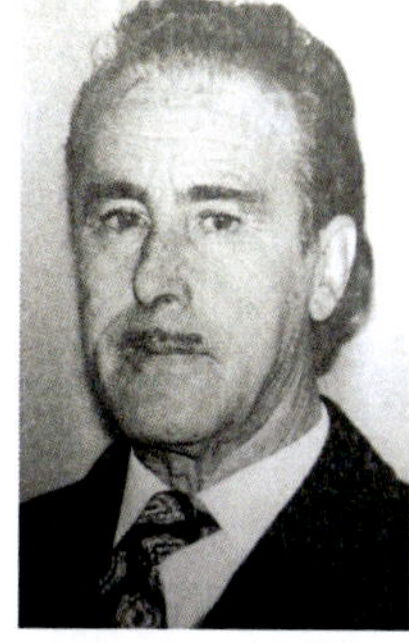

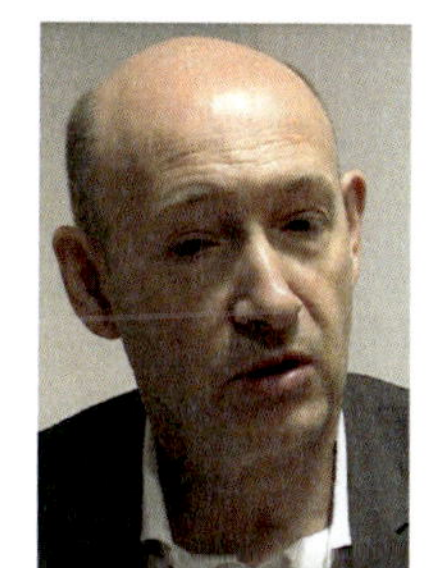

Figura 43 Dres. Félix del Frade y Javier Mosquera

En Avilés ejerció la jefatura del Servicio Jerarquizado el **Dr. Francisco González Naranjo**, de origen extremeño que, falleció en plena juventud. En Langreo había desempeñado la jefatura de un cupo el Dr. Fidel Antuña Fernández que, además, atendía los problemas urológicos en el Sanatorio Adaro.

El **Dr. Marino Martínez Cuétara**, natural de Tineo, se había especializado durante cinco años en Washington y, a su vuelta a España, durante un tiempo trabajó en el Servicio de Urología de la CSNSC. Obtuvo la plaza de jefe de servicio en el Hospital Valle del Nalón falleciendo muy joven cuando desempeñaba esta plaza.

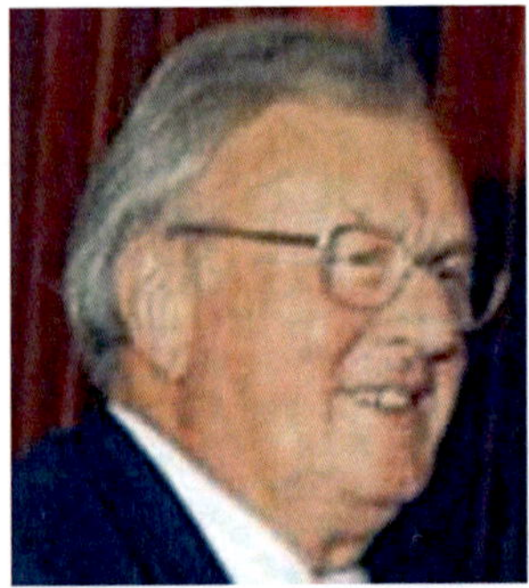

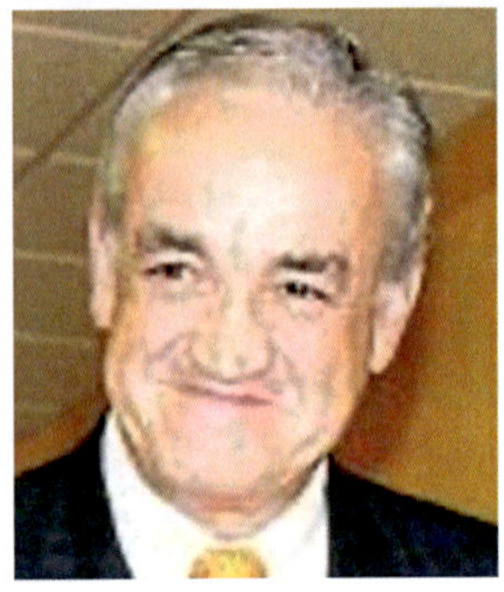

Figura 44. Dres. Juan Teixidor de Otto y J. J. Vázquez Estévez

Cirugía pediátrica

Tras elementales y esporádicos inicios con el Dr. Víctor Lucas Hurlé (que también fue autor de novela), es la última especialidad quirúrgica creada en el HUCA. Su primer jefe fue el **Dr. Juan Teixidor de Otto** ya fallecido, de formación inicial en el Hospital del Niño Jesús en Madrid y completada en Alemania. Constituyó un servicio que alcanzó gran prestigio en el que se formaron numerosas generaciones de médicos residentes. Dicho servicio forma parte del Departamento de Pediatría y continua con gran éxito en el actual HUCA. En sus inicios, en la antigua CSNSC, formaron parte de él los Dres. Fernando Negro López, Carlos Almoyna Rullán, José González Zapico y José María García Crespo; todos ellos disfrutando de merecida jubilación en la actualidad. Posteriormente, dirigió el servicio durante un corto tiempo el **Dr. Juan José Vázquez Estévez,** noreñense formado en La Paz y en Colorado (EE. UU.), que regresó a Madrid donde sigue ejerciendo (fig. 44).

Especialidades médico-quirúrgicas

Como ya ha sido expuesto, son especialidades que tienen su propia historia y solamente nos referiremos a ellas para destacar avances, centros y profesionales destacados en su vertiente quirúrgica que, lógicamente, forman parte de la historia de la cirugía considerada globalmente. Por otra parte, como son frecuentes las *dinastías* familiares, tampoco seguiremos un orden cronológico estricto, sino que cuando corresponde referir a un profesional que inicia estas sagas familiares seguiremos con sus descendientes hasta la última generación.

Oftalmología

Probablemente el primer oftalmólogo establecido en Oviedo haya sido el **Dr. Carlos Sánchez** al que siguió en su consulta privada su sobrino el Dr. César Martínez Sánchez, nacido en Pola de Siero en 1876, que fue oftalmólogo del Instituto Provincial de Sanidad y del Dispensario de la Cruz Roja. Mantenía relación profesional fluida con las principales figuras de la oftalmología española, los Dres. Márquez, Barraquer y Poyales, y era visitante asiduo del Instituto Oftálmico Nacional. Tertuliano impenitente y gran aficionado a la música era un hábil violinista. Falleció en Oviedo en 1936.[67]

La saga de *los Vegas*. Su primer representante es el Dr. Adolfo Fernández Vega que ya ha sido referido en la primera parte de este libro. Le sigue su hijo el Dr. Luis Fernández-Vega Valvidares, nacido en Infiesto en 1890, licenciado en Valladolid en 1914 y que siguió los pasos de su padre en la especialidad, que lleva a cabo en París, para ejercerla después en Oviedo. Fue presidente del Colegio de Médicos durante 16 años y de la Academia Médico-Quirúrgica de Asturias. Por la agudeza de su contenido reproducimos los primeros versos de un poema que le dedicó Francisco Sarandeses cuando sufrió una grave enfermedad en 1976:

Lluis, el fíu Don Adolfo,
el que se fix´oculista
y da pomaes y colirios
al que ta mal de la vista,
púnxiose tan malu l´home
pe les playes d´Alicante,
que ya vió diben llevalu
con les pates per dellantre.
Faló al so amigu San Xuán
pa que a San Pedru implorare,
no i diere co la Portiella
cuando per allí llegare.

Vivió cuatro años más y falleció en Oviedo en 1980 a los 90 años de edad.

La siguiente generación es la de los hermanos **Luis y Álvaro Fernández-Vega Diego,** que trabajaron conjuntamente (de ahí el nombre de *los Vegas*) en su clínica de la calle Uría y después en el moderno edificio de la falda del Naranco al que ya nos hemos referido. De sólida formación al lado del Dr. Castroviejo en Nueva York, la creación del Instituto Oftalmológico Fernández-Vega culmina sus objetivos. Las premisas comprometidas en la introducción de esta obra nos impiden referirnos a la cuarta y quinta generación que ejercen, ambas, en el actual edificio[67] (fig. 45).

Los García-Junceda. El primer representante de esta familia de oftalmólogos es el Dr. Luis García-Junceda Fernández, que nació en Navia en 1884. Se licencia en Santiago de Compostela y hace la especialidad en Madrid al lado del prestigioso oftalmólogo Dr. Francisco Poyales del Fresno. Muy apegado a su tierra ejerció en Navia, excepto los años 1941 a 1945 en que trabajó en la Fábrica Nacional de Armas de La Coruña, y compaginó la oftalmología con la enseñanza de Ciencias Naturales y Biología. Falleció en Anleo (Navia) en 1945.[98]

Hermano del anterior, el **Dr. Eladio García-Junceda** nació en Navia en 1889 y se licenció en Santiago de Compostela en 1912. Se especializó en Madrid con los doctores Federico Conde, Francisco Poyales y Julio López Lacarrere. En 1927 obtiene por oposición la plaza de jefe de oftalmología del Hospital provincial de Oviedo, donde permanece hasta su jubilación en 1959. Fue amigo personal del Dr. Gregorio Marañón y falleció en Oviedo en 1970.[121]

El **Dr. Juan Manuel Junceda Avello,** hijo de Eladio, nació en Oviedo en 1924, se licenció en Santiago de Compostela en 1949 y se doctoró en 1954. Fue becario en el Presbiterian Medical Center de Nueva York y en Lieja (Bélgica) con el profesor René Weekers. Fue jefe de servicio (durante un tiempo director gerente) en el HGA, posteriormente en la CSNSC y profesor contratado en la Facultad de Medicina de Oviedo. También presidió el Colegio Oficial de Médicos y fue secretario perpetuo de la Real Academia de Medicina del Principado. Además de ser autor de numerosos trabajos científicos e históricos recibió numerosas distinciones, entre otras, el Premio Moorfield de la Sociedad Oftalmológica Londinense. El Ayuntamiento de Oviedo dio su nombre a una calle de la ciudad. La saga continúa con tres de sus hijos que ejercen la especialidad en distintos hospitales. Falleció en 2016 a los 92 años de edad (fig. 45).

Los doctores **Bajo Estébanez, Bajo Fernández y Bajo Fuente.** Comienza este grupo familiar con el Dr. Martiniano Bajo Estébanez, nacido en Melgar de Arriba (Valladolid) en 1893. Licenciado en la capital del Pisuerga, comienza su especialización en el Instituto Oftálmico Nacional con el Dr. Márquez y la concluye en París y Burdeos con los profesores Langrage y Morcu respectivamente. Se establece en Oviedo en 1926 y tras la Guerra Civil, que le sorprende en Valladolid, presta servicios militares en esta ciudad y posteriormente en Oviedo hasta que en 1946 con la creación de la Seguridad Social asume la jefatura de la especialidad en Oviedo hasta su jubilación en 1963. Siguen sus pasos en la oftalmología su hijo Antonio Bajo Fernández y su nieto Antonio Bajo Fuente (cofundador con el Dr. Joaquín Castro de la Clínica Fuente-Castro); el Dr. Bajo Fuente falleció a la edad de 62 años[73, 122] (fig. 45).

Los doctores **Tomás Muro Pérez** y su hijo **Juan Ignacio Muro Sánchez** ejercieron largo tiempo en Sama de Langreo; el primero en la Seguridad Social, Sanatorio Adaro y en la práctica privada; el segundo como continuador de la consulta de su progenitor, pero ocupando la plaza de jefe de sección en el Servicio Jerarquizado de la CSNSC.

D. Antonio Bascarán Asúnsolo, D. Juan Bascarán y D. Antonio Bascarán (hijos del primero), son otro grupo familiar arraigado en Oviedo: el primero ya fallecido.

El último grupo familiar de oftalmólogos asturianos lo conforman el **Dr. Diego Baamonde Ferreiro,** jefe del Servicio Jerarquizado del Hospital de Cabueñes, ya fallecido, y su hija la profesora Begoña Baamonde Arbaiza, que actualmente ejerce la jefatura de servicio del HUCA y es profesora titular de la especialidad en la Facultad de Medicina de Oviedo.

El **Dr. Félix Fernández Balbuena,** nacido en El Ferrol en 1877, se licenció en San Carlos y se estableció en Gijón alcanzando gran prestigio como investigador de la retina, habiendo descrito aspectos histológicos novedosos y un método de tinción original. Sus trabajos fueron publicados en la *Enciclopedia Francesa de Oftalmología* y en la obra emblemática de Rochón-Duvigneaud sobre la visión de los vertebrados. Falleció en Gijón en 1936.

Otros oftalmólogos asturianos a recordar son los doctores Victoriano Prendes Suárez, Pedro González Arias y Bernardino Fernández Vigil. establecidos en Gijón; Luis Marcos Villa (nacido en Cangas del Narcea y exinterno de Valdecilla), Valentín Martínez (natural de Cudillero y también formado en Valdecilla), Emilio Álvarez Elosúa, Samuel Suárez Antuña, Julio Álvarez Torre, Francisco de la Puente y José Antonio Cervero, establecidos en Ovie-

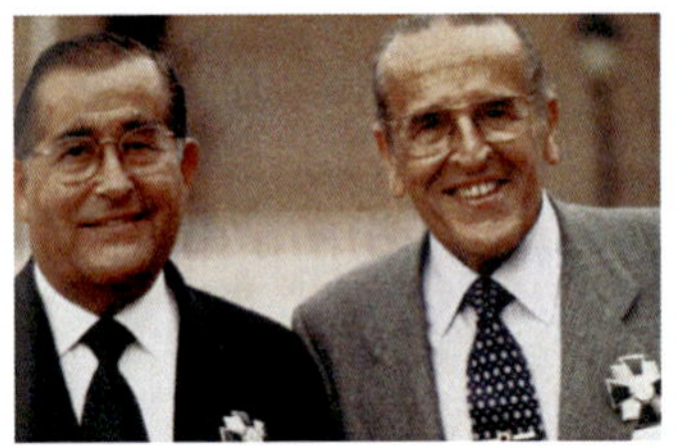

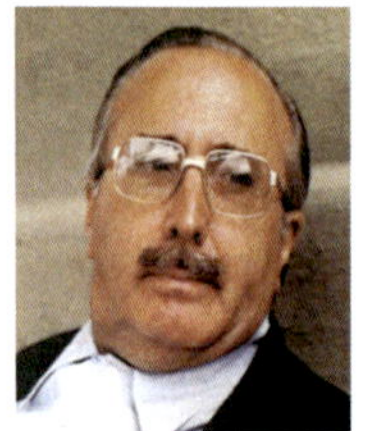

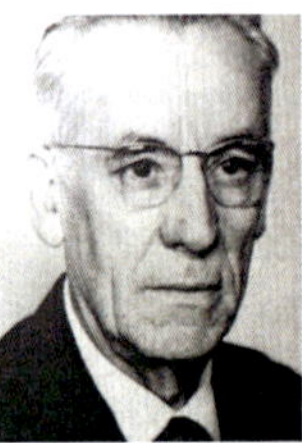

Figura 45. Dres. Álvaro y Luis Fernández-Vega Diego, Dr. Junceda Avello, y Dr. Bajo Estébanez

do; Rogelio Jove Arechandieta (natural de Ciaño-Santana y especializado en la acreditada escuela del profesor Belmonte en Albacete) y Luis Fernández-Escandón Álvarez, (natural de Sotrondio y formado en la cátedra del profesor Bartolozzi en Salamanca, que ejerció en el Hospital Valle del Nalón).

Otorrinolaringología (ORL)

Dr. Julio Bermejo San Martín (1872-1944). Natural de Sahagún de Campos (León), se licenció en Valladolid y se especializó en el Instituo Rubio de Madrid con el Dr. García Tapia. Establecido en Oviedo trabajó en esta ciudad durante más de treinta años en su consulta privada y como especialista de la Cruz Roja y tambien fue presidente del Colegio de Médicos. Falleció en San Sebastián en 1944 a los 72 años de edad[73] (fig. 46). Por las mismas fechas ejerció en Oviedo el Dr. José Ibrán Consul.[7]

Otros otorrinolaringólogos que ejercieron en Oviedo son los siguentes doctores: González Granda (1898-1937), se formó en Madrid con el profesor García Tapia, participó en un puesto destacado en el cerco de Oviedo y falleció en Tox (Navia) a la temprana edad de 39 años. Ramón Miyares se especializó con el profesor Portman de Burdeos; Leopoldo Cibrián en el atiguo Hospital Provincial de Oviedo; Marcelino Olay también del mismo centro; José Luis Tamargo fue dicípulo del Dr. García Tapia en Madrid y realizó múltiples estancias en EE. UU.; Luis Flórez Villamil se especializó entre Austria y EE. UU.; Carlos Suárez González fue interno de la Casa de Salud Valdecilla y tuvo como ayudantes al ibiense Ramón de Cangas Fontériz y a su hijo Carlos Suárez Nieto. Rafael Vallina hizo una estancia prolongada en Alemania y junto con Carlos Bascarán Asúnsolo ocuparon jefaturas de cupo en la Seguridad Social en Oviedo y Langreo. Este último fue además jefe de servicio en el HGA, como ya sido referido anteriormente, tras un breve periodo en que lo dirigió el doctor salense Leoncio González Trelles (formado en Tampa, Florida). Los doctores Tomás Tamargo y Francisco Flórez Saro son dos especialistas desaparecidos en edad precoz[38] (fig. 46).

El **Dr. Nicanor Ron Magdalena**. Nació en Viavélez (El Franco) en 1893, se licenció en 1917 en la Facultad de San Carlos de Madrid y se doctoró en la misma en 1921. Se especializa en esta ciudad con el Dr. García Tapia y amplía estudios en varios hospitales franceses, sobre todo en París con el profesor A. Hautant del Hospital Saint Antoine. De regreso a España se establece en Gijón, donde trascurre el resto de su vida profesional. Falleció en esta ciudad en 1970 a los 77 años de edad.[67]

El **Dr. Luis Fernández Escandón,** natural de Sotrondio (1922) y licenciado en Madrid en 1944, ejerció la especialidad en Gijón durante toda su vida profesional compartiendo la práctica privada con la de la Seguridad Social. No debe confundirse con el ya referido Dr. Luis Fernández-Escandón Álvarez, oftalmólogo también sotrondino, aunque tienen conexiones familiares en todo caso lejanas. Falleció en la villa gijonesa, en la plenitud de su vida, en 1970[123] (fig.46).

El **Dr. Ignacio Domínguez-Gil Menéndez-Valdés** nació en 1922 en Madrid donde se licenció y especializó, pero desde niño la familia se había trasladado a Gijón. Ejerció la práctica privada junto con un cupo de la Seguridad Social. En esta ciudad falleció en 1970.[124]

El **Dr. Joaquín Comins Pérez,** natural de Gijón, donde nació en 1931, se licenció y especializó en Madrid. Regresó a Asturias desempeñando una plaza de ayudante de cupo en Sama de Langreo y después de jefe de otro cupo en Gijón en los comienzos del Hospital de Cabueñes. Falleció en esta ciudad en 2017 a los 86 años de edad.

ADENDA

Cuando iniciábamos la redacción de esta obra el **Dr. Manuel Fernández-Vega Diego,** natural de Oviedo, estaba aún entre nosotros y por esa razón no fue incluida su mención. Sin embargo, falleció el 28 de febrero de 2023 y por un lapsus involuntario no fue incluido *a posteriori*. Se había formado en EE. UU. y en Argentina y llegó a ser jefe del servicio de Otorrinolaringología del Hospital General de Madrid.

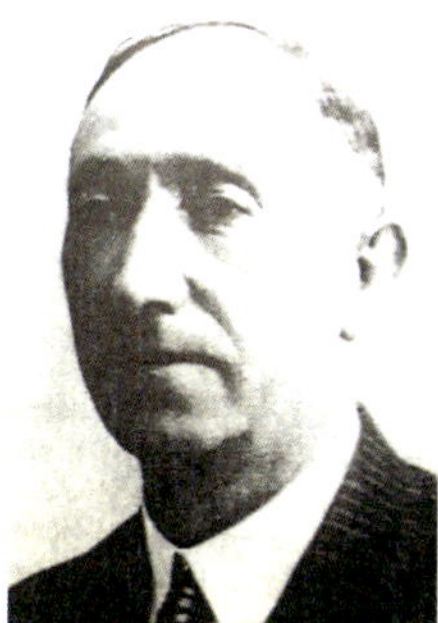
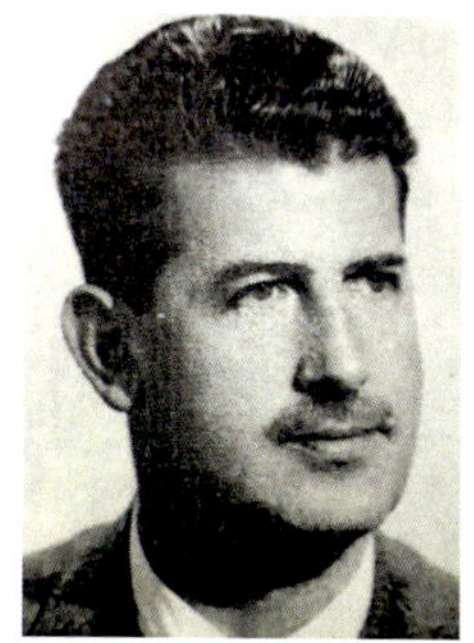
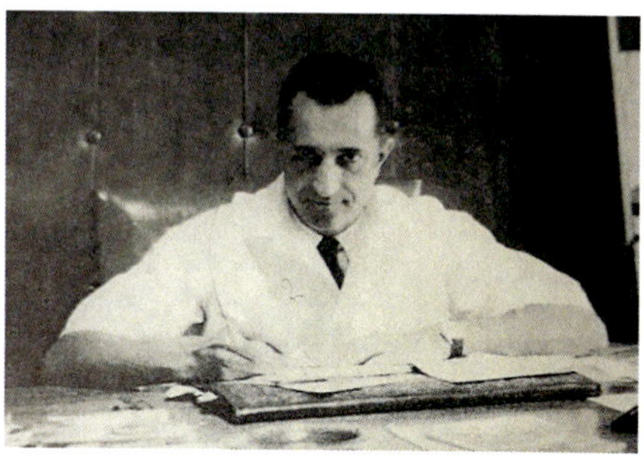
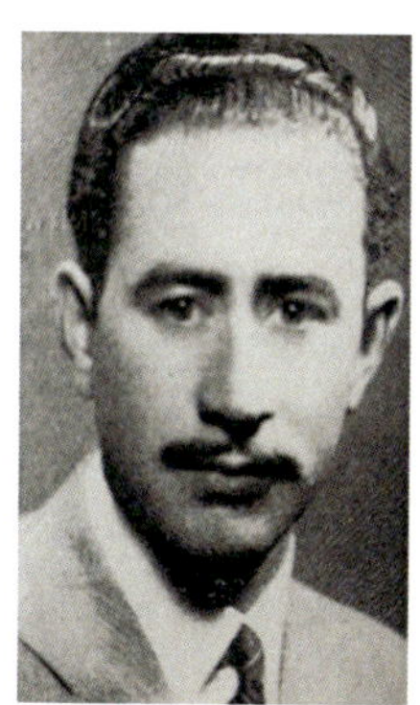

Figura 46. Dres. Julio Bermejo San Martín, Carlos Bascarán Asúnsolo, Luis Flórez Villamil y Luis Fernández Escandón

Dr. Juan Carlos Méndez Colunga. Este prestigioso otorrinolaringólogo, alumno de la primera promoción de la Facultad de Medicina de Oviedo y formado como especialista en el Servicio de la CSNSC con el Dr. Suárez Nieto, obtuvo la jefatura del Servicio Jerarquizado del Hospital de Cabueñes en 1999 tras jubilarse el Dr. Montes Noriega. Falleció en Gijón (su ciudad natal) en 2017 a los 64 años de edad cuando desempeñaba su plaza en este hospital.

Otros especialistas en ORL que ejercieron en Gijón (Dr. Federico Salvador Ayestarán); en Avilés (Dr. Fernando Bordallo Bolado), en Mieres (Dr. Vital Álvarez-Buylla) y en Langreo (Dr. Julio Fuente Canga) completan la lista de otorrinolaringólogos históricos asturianos.

Ginecología y obstetricia

Representa el colectivo más numeroso de todos los profesionales que ejercieron especialidades quirúrgicas en Asturias, por lo que será necesario hacer algunos recortes en las referencias personales sin merma de que todos los que la ejercieron sean, al menos, citados.

El **Dr. Ángel Magnet Gómez,** se estableció en Oviedo a finales del siglo XIX. En 1909 obtuvo por oposición la plaza de jede de servicio del Hospital-Manicomio de Oviedo que desempeñó hasta su muerte en 1919. La clínica privada del Dr. Magnet, de estilo modernista, era una joya arquitectónica situada en la confluencia de las calles Gil de Jaz y Marqués de Pidal, construida entre 1913-1914, obra del eminente arquitecto nacido en Grado D. Emilio Fernández-Peña Villa que salpicó la provincia de edificios emblemáticos y que, desgraciadamente, fueron derribados o adulterados en su mayoría. La Clínica Dr. Magnet fue derribada en 1965.

Dr. Tomás Tinturé Mata. Natural de Santander (1878). Se licencia en Madrid en 1900 y se especializa entre París (profesor Ruyter de La Charité) y Berlín (profesor Nagel del Frauenklinic). De regreso a España se establece en Gijón, donde ejerce hasta su jubilación, falleciendo en esta ciudad en 1967 a los 89 años de edad.[125]

Dr. Pedro Miñor Rivas. Nació en Luarca en 1887, se licenció en Santiago de Compostela en 1909 y se doctoró en la misma ciudad. Hace la especialidad con el catedrático Varela Radío comenzándola en Santiago y concluyéndola en Madrid al desplazarse con su maestro que había obtenido en concurso de traslado la cátedra de la capital. Solidamente formado retorna a Asturias y participa en la sociedad fundadora del Sanatorio Asturias y más tarde funda el Sanatorio Miñor de caracter abierto (edificio que hoy ocupa la Fundación de Filosofía Gustavo Bueno). Fue distinguido con la gran cruz de la orden civil de Sanidad y el Ayuntamiento de

Oviedo dio su nombre a una plaza. Falleció en Oviedo en 1968[38, 73] (fig. 47).

El **Dr. Ernesto Macías de Torres** había nacido en Coca (Segovia) en 1892, se licenció en Madrid en 1915 y se doctoró en 1921. Se especializa en París en la Clínica del Hospital Broca con el Dr. S. L. Faure y ya formado se traslada a Valladolid y posteriormente a Oviedo, donde ejerce el resto de su vida profesional En 1921 obtiene por oposición la plaza de jefe del Servicio de Tocoginecología. Tuvo como discípulos a los Dres. Luis Núñez Rodríguez, Pilar Echevarría Labandera, José María Tejerina del Valle, José González Rodríguez, Enrique Junceda Avello, Luis Eguiburu Castaño y a su hijo el Dr. Eduardo Macías Campillo. Todavía realiza una segunda estancia en el extranjero (1934-1935), esta vez en Viena con los profesores Harban y Adler. Falleció en Oviedo en 1977 a los 84 años de edad y sus restos resposan en el cementerio municipal de Medina del Campo[67] (fig. 47).

Dr. Manuel Morate González. Nació en Valladolid en 1895, donde se licenció en 1918. Tras varios años de ejercer la medicina general en Asturias, en 1919 se traslada a Madrid especializándose con el Dr. Félix Parache. De regreso al Principado comparte el ejercicio privado con el mundo empresarial llegando a ser un destacado propietario minero. Su hijo, el Dr. Manuel Morate León, fue ayudante del Dr. Eguiburu en la Seguridad Social y más adelante se dedicó exclusivamente al ejercicio privado construyendo una clínica de gran envergadura en la carretera de El Cristo de las Cadenas, que hoy funciona como centro geriátrico.[98]

Dr. Eloy Pérez Gómez. Orensano de cuna (1895), inicia la carrera en Santiago de Compostela y la termina en Valladolid donde se licencia en 1916; en 1919 se doctora en Madrid. Se especializa primeramente en oftalmología, pero al entrar por casamiento en la familia Miñor hace en segundo lugar la especialidad de ginecología entre Madrid (profesor Varela Radío) y la Maternidad Baudelocque en París. El resto de su vida profesional se desarrolla en el Sanatorio Asturias y después en el Miñor teniendo como discípulo a su propio hijo el Dr. Eloy Pérez Guisasola. Falleció en Oviedo en 1967.[73]

La **Dra. Pilar Echevarría Labandera** nació en Oviedo en 1905 y se licenció en Madrid en 1929. Se incorpora al servicio del Dr. Macías de Torres, donde se especializa y permanece hasta que obtiene plaza de tocoginecología en la Seguridad Social que desempeña hasta su jubilación. Falleció en Oviedo en 1979.[126]

El **Dr. José María Tejerina del Valle** era natural de Sabero (León) donde nació en 1908. Se licenció en Madrid en 1933 y se especializó con el Dr. Macías de Torres, ampliando conocimientos en Madrid y Barcelona. Se dedicó fundamentalmente a la tocología, si bien desarrollando en esta rama de la especialidad intensa actividad quirúrgica. Falleció en 1987.[98]

Dr. Luis Rodríguez Núñez. Nacido en Fuente el Olmo de Fuentidueña (Segovia) en 1908, se licenció en Valladolid en 1935. Durante la Guerra Civil, asimilado a teniente médico, es destinado al equipo quirúrgico que dirige el capitán médico Ernesto Macías de Torres y, finalizado el conflicto, se traslada con él a Oviedo donde hace la especialidad de ginecología en el Hospital-Orfanato, formándose previamente en cirugía general con el Dr. García Morán. Ha sido especialmente experto en la técnica de la histerectomía total ampliada (operación de Werthein). Fue jefe de un equipo quirúrgico de la Seguridad Social (cupo) y falleció en 1976 en Oviedo.[67]

Dr. Alejandro Fournier Villar. Nació en Gijón en 1910 y era hijo del tocólogo Marcial Fournier González-Avellanal. Comenzó los estudios de Medicina en Valladolid y los concluyó en Madrid en 1932. Se traslada a Burdeos para hacer la especialidad; después a París permaneciendo dos años en la Clínica Obstétrica de Baudelocque y finalmente a Viena con el profesor Haldband. Ejerció en Gijón toda su vida profesional, en todo caso corta pues falleció a la edad de 67 años.

Dr. Manuel Cueto Guisasola. Nació en La Coruña en 1913, pero de familia netamente asturiana. Se licenció en Valladolid en 1935 y se especializa en Madrid con el Dr. Varela Radío. Con el paréntesis de la Guerra Civil, que le sorprende dentro del Oviedo cercado, vuelve a Madrid esta vez con el pofesor Arguindey en el Hospital Clínico. Regresa a Oviedo y ejerce en el Sanatorio Miñor, propiedad de su tío, compartiendo la práctica privada con la jefatura de un cupo de la Seguridad Social. También participó en la vida política municipal como concejal. Falleció prematuramente en 1970 y el Ayuntamiento de Oviedo le dedicó una calle de la ciudad.[73, 127] (fig. 47).

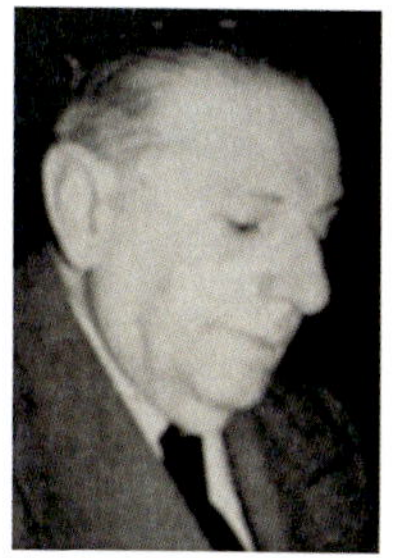
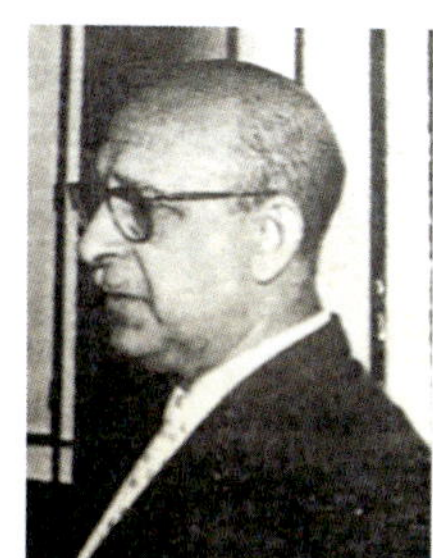
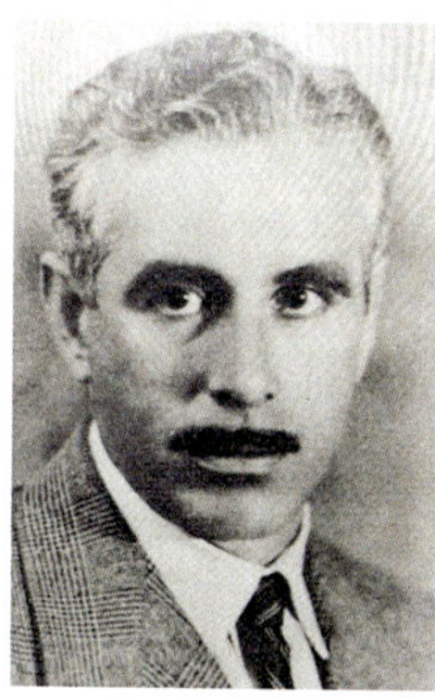
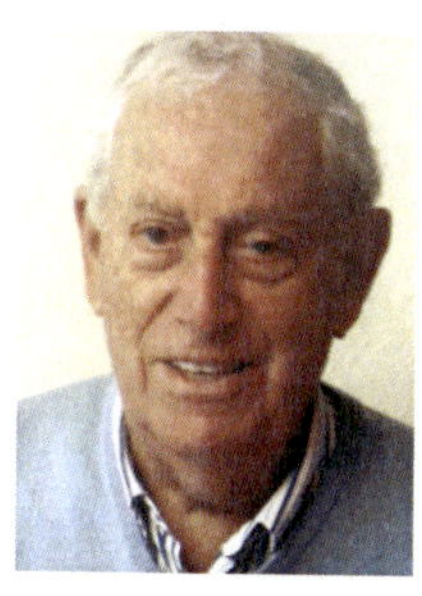
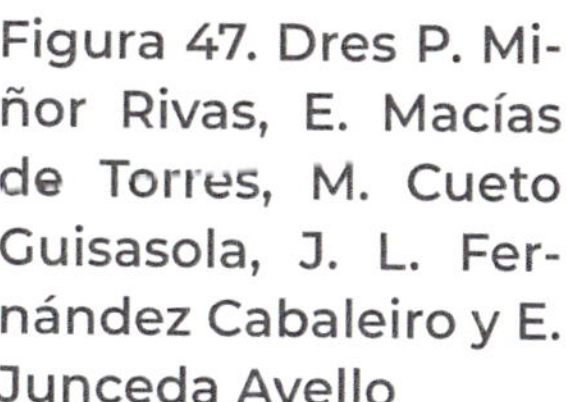
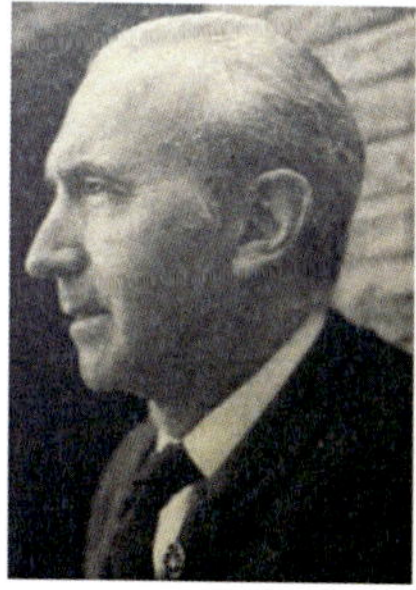

Figura 47. Dres P. Miñor Rivas, E. Macías de Torres, M. Cueto Guisasola, J. L. Fernández Cabaleiro y E. Junceda Avello

El **Dr. José Luis Fernández Cabaleiro** nació en Vigo en 1931, se licenció en Santiago de Compostela y se especializó en Baltimore. En 1964 se incorporó por concurso oposición al HGA como jefe del Servicio de Ginecología y permaneció en el cargo hasta 1996 en que alcanzó la jubilación. En este centro formó numerosas generaciones de médicos residentes. Tras su jubilación siguió en la práctica privada y, como curiosidad que le enaltece, a los 79 años de edad defendió su tesis doctoral en la Universidad de Oviedo sobre el cáncer de mama del que había reunido una gigantesta experiencia. Falleció en 2021 a los 90 años de edad (fig. 47).

Dr. Carlos Alba Menéndez. Ginecólogo luarqués nacido en 1916 inicia la carrera en Valladolid que, interrumpida por la Guerra Civil, concluye en Salamanca. Cuando su profesor en esta Universidad, D. Manuel Usandizaga, se traslada a Zaragoza le acompaña como profesor ayudante. Completa su formación en el Hospital Marqués de Valdecilla terminándola a la vez que su tesis doctoral en 1947. Es autor de numerosos trabajos científicos de la especialidad y también de contenido histórico. Obtiene plaza en la Seguridad Social en Sama de Langreo como jefe de un cupo y cuando se abre el Hospital Valle del Nalón obtiene la plaza de jefe de servicio que apenas llega a desempeñar porque falleció subitamente en 1977[38] (fig. 48).

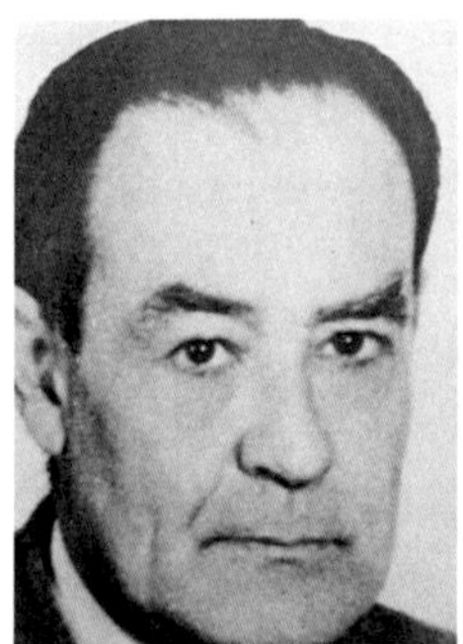

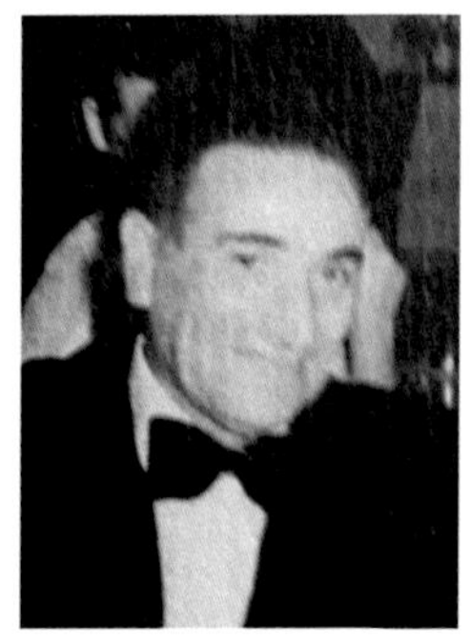

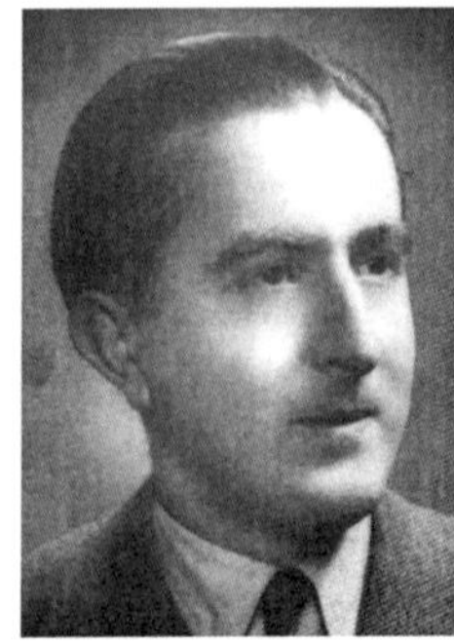

Figura 48. Dres. C. Alba, V. Riesgo y L. Eguiburu

Completar la lista de tocoginecólogos asturianos, tan numerosa, es labor inabarcable. De algunos de los que quedan por referir aportaremos algún dato significativo pero hacerlo de todos ellos se sale del objetivo de esta obra. El doctor Valentín Riesgo Ordóñez era natural de Mieres (1914), se especializó en Madrid y durante 40 años ejerció la especialidad en Oviedo; falleció en 1987 (fig. 48). El Dr. Luis Álvarez Fernández, nacido en Zurich en 1914, ejerció, fundamentalmente como tocólogo, en Sama de Langreo y Oviedo; falleció en Gijón en 1984. El Dr. Luis Eguiburu Castaño (1921-1979), allerano de origen, fue discípulo del Dr. Macías, ejerció en Oviedo y falleció en esta ciudad a los 58 años de edad (fig. 48). El Dr. Enrique Junceda Avello (1926-1999), ejerció de jefe de departamento de la CSNSC. Desarrolló una dilatada labor como arqueólogo, historiador y escritor.

El **Dr. José Luis Pérez Lozana** se formó en Valdecilla y ejerció con gran éxito en Oviedo compartiendo la actividad privada con la de la Seguridad Social. El Dr. Manuel Guerra Asorey (1915-2008), de origen gallego, ejerció en Gijón donde llegó a jefe del servicio de la especialidad en el Hospital de Cabueñes. Falleció es esta ciudad a los 93 años de edad y su sepelio fue multitudinario. D. Julio Astray Túñez (1925), que ejerció siempre en Avilés, vivía retirado en Oviedo donde falleció a los 88 años de edad. Alfonso Vigil-Escalera (1929-1988), discípulo de Guerra Asorey, era felguerino de nacimiento y ejerció también en Gijón, donde falleció a los 59 años de edad. El Dr. Mario Hidalgo Chueca (1930-2013), aragonés de nacimiento, pasó toda su vida profesional en Gijón donde falleció a los 83 años de edad. El Dr. Abdón Riol García, natural de Oviedo (1928), ejerció como ayudante de los Dres. Ernesto Macías de Torres, Pilar Echevarría Labandera y Benjamín Blanco González. Con tan solo 38 años de edad falleció en un desgraciado accidente de automóvil. El Dr. Gonzalo Rodríguez Villa, natural de Pola de Siero, donde nació en 1935, se formó con el profesor C. Fernández Ruiz en Palencia y posteriormente en Alemania. Ejerció en Gijón la práctica privada y en la Seguridad Social sucedió al Dr. Guerra Asorey en la jefatura del servicio del Hospital de Cabueñes.

Resta relacionar lo que podría llamarse *última generación* de ginecólogos asturianos ya desaparecidos, los doctores Pedro Zaldívar Mújica, Juan García Torre, Araceli Gutiérrez Cechini y Luis Alfaro Saavedra, en Oviedo; Riesgo en Gijón.

Cirujanos asturianos ejercientes fuera de la región durante el siglo xx

Excluyendo a los ya relatados que ejercieron fuera de Asturias durante la Guerra Civil, se refieren a continuación otros destacados cirujanos asturianos o no nacidos en Asturias, pero muy vinculados a la región, que ejercieron fuera de ella durante el siglo xx.

El Dr. Mario Gómez Gómez, nacido en Cangas del Narcea (antigua Cangas de Tineo) en 1872, fue un médico militar que participó muy activamente en la guerra del norte de África, donde tuvo que ejercer una intensiva cirugía de primera línea, aunque no era un cirujano nato. Sí fue un excelente escritor y muy amante de su pueblo natal como queda expresado en la fundación de la célebre revista local *La Maniega* y como reflejan los primeros versos de un poema suyo:

Del derecho y del revés
soy de Cangas de Tineo
tonto o listo, guapo o feo,
soy de Cangas, soy cangués.

Falleció en su amada Cangas en 1932 y la revista que fundara en 1926 tan vinculada estaba a su persona que desapareció con él.[38, 73]

Profesor Vital Aza Díaz. Hijo del célebre comediógrafo de igual nombre, nació en Mieres en 1890 y se licenció en Madrid en 1913, doctorándose solamente un año después con Premio Extraordinario. Se especializó con los eminentes maestros Becerro de Bengoa y Sebastián Recasens de la

Universidad de Madrid no abandonando nunca la docencia universitaria. Su actividad asistencial, docente e investigadora, toda ella en la capital de la nación, ha sido abrumadora y recibió numerosos galardones. Fundador de la acreditada Clínica Santa Alicia y de la Sociedad Ginecológica Española (de la que ha sido presidente), fue académico de la Nacional de Medicina y autor de muchísimas publicaciones de la especialidad en libros y revistas. Falleció en Madrid en 1961.[12, 50, 73]

Dr. Alfredo Pumarino Alonso. Natural de Sama de Langreo (1899), ejerció en Madrid durante más de medio siglo. Se había licenciado en esta ciudad en 1921 y hace la especialidad en París con el afamado Dr. J. L. Faure del Hospital Broca. Después, nueva estancia de un año en Berlín con los profesores Wolf y Schlessinger. Regresa a España y comparte la práctica privada con la pública el resto de su vida. Fue galardonado múltiple veces y autor de numerosas publicaciones. Falleció en Madrid en 1965 a los 65 años de edad.[67]

Dr. Ángel Moreu González-Pola. Nació en Luanco en 1903 y se licenció y doctoró en Madrid en 1927. Se especializó con los profesores Márquez (Madrid) y Basterra (Valencia). En 1948 ganó la cátedra de Oftalmología de Santiago de Compostela donde falleció prematuramente en 1961.[12]

Profesor César Fernández Ruiz. Extraordinario ginecólogo, profesor universitario, escritor y uno de los grandes biógrafos de la medicina asturiana. Nació en Tineo en 1906, aunque su familia estaba muy ligada a la villa de Colunga, donde pasó su niñez y, puntualmente, sus vacaciones de verano. Inició la carrera en Santiago de Compostela y la concluyó en Madrid en 1931, donde también se doctoró en 1935. Su maestro en la especialidad fue el profesor Luque, del Hospital de San José y Santa Adela de la capital. Se estableció de forma definitiva en Palencia donde ejerció la práctica privada, pero compartiéndola con la plaza de profesor adjunto en la Facultad de Valladolid y la de jefe del Servicio de Ginecología y Obstetricia de la Maternidad palentina durante más de veinte años. Fue distinguido con numerosos premios y galardones y su producción histórico-médica es auténticamente gigantesca. En relación con Asturias es autor de una obra de imprescindible consulta para cualquier interesado en la historia de la medicina de nuestra región, la *Historia Médica del Principado de Asturias*. Ha sido miembro de número del Instituto de Estudios Asturianos. Falleció prematuramente en Barcelona en 1966[12, 38, 73, 128, 129] (fig. 49).

Un grupo de **cirujanos asturianos nacidos también en el primer cuarto de siglo y que ejercieron fuera de la región** son los siguientes doctores: Germán Riesgo del Campo, de ascendencia vaqueira, nació en Cudillero en 1908, se licenció y doctoró en Madrid y se especializó en ginecología con el Dr. Torre Blanco; ejerció toda su carrera en la capital.[38] Francisco García Uría era natural de Cangas del Narcea, nació en 1916; se licenció en Valladolid, opositó a la sanidad militar e hizo la especialidad de cirugía general en el Hospital Militar Central Gómez Ulla.[38] Tras unos años destinado en el Hospital Militar de Valladolid, en 1975 regresó a Madrid alcanzando el grado de general subinspector. Falleció en Madrid a los 65 años de edad. León López de la Osa Garcés nació en Gijón en 1918, desarrolló su carrera de ginecólogo en la Maternidad Provincial de Madrid y falleció en 2016.[130] Santiago Gómez-Morán Martínez-Vallina nació en Oviedo en 1919; sus estudios se vieron interrumpidos por la Guerra Civil y cuando se licencia, tras luchar en el frente de Madrid, hace la especialidad de cirugía general en Burgos con el profesor Vara López, la completa en Oviedo con el Dr. Morán y la perfecciona en Inglaterra con el profesor Golligher. Posteriormente ejerce durante 20 años en Marruecos. Falleció en 2022 a los 101 años de edad.[131] Manuel Blanco Argüelles nació en Oviedo en 1923; toda su carrera la desempeñó en Madrid como traumatólogo y adelantado de la rehabilitación. Falleció en 2017 y sus cenizas reposan en la cripta de la iglesia de San Juan de Oviedo.

Dr. Ramón Castillo Escandón. Nació en Villamayor (Infiesto). Fundador en 1952, junto a los doctores Sada Tejero y Alonso del Hoyo, de la especialidad de cirugía oral y maxilofacial, fue el primer jefe de servicio en el Hospital Doce de Octubre (1973). Dos años después comienza la formación de residentes, entre los que estuvo el ovetense Dr. Eduardo Lombardía; adquirió merecido prestigio por su extraordinaria habilidad quirúrgica y tuvo discípulos señalados como el Dr. Manuel Fernández Domínguez que ejerció en el hospital CEU San Pablo (fig. 49).

El **Dr. Julio Muñiz González**, natural de Oviedo (1927), ha sido uno de los más afamados cirujanos del área coloproctológica. Discípulo del prestigioso cirujano del Hospital General de Madrid, el Dr. Manuel Hidalgo de la Huerta, ejerció en este hospital durante toda su vida profesional. Falleció en Madrid en 2017 a los 90 años de edad.

El **profesor Francisco Barreiro Álvarez** nació en Tandes (Cangas del Narcea) en 1928. Se licenció y doctoró en Madrid y culminó su carrera como jefe del Servicio de Cirugía en el Hospital La Paz. Obtuvo por oposición la plaza de profesor titular en la Universidad Autónoma, amplió estudios en Houston y fue de los primeros en practicar en España la anastomosis porto-cava en la hipertensión portal, así como la cirugía avanzada del cáncer de esófago. Su amor por Cangas era tal que no se perdía las vacaciones en su villa natal y era un entusiasta de la Descarga que se celebra el 16 de agosto. Muy popular entre sus paisanos todos le conocían por *Paco Tandes*. Falleció en 1993 a los 65 años de edad (fig. 49).

Dr. Francisco Álvarez Díaz. Boalés de nacimiento (1931), se formó en la Fundación Jiménez Díaz con el Dr. Rábago y amplió conocimientos en el Hammersmith Hospital de Londres durante un año con el doctor Melrose; allí comenzó a pergeñar el diseño de la válvula cardiaca que se conocería en

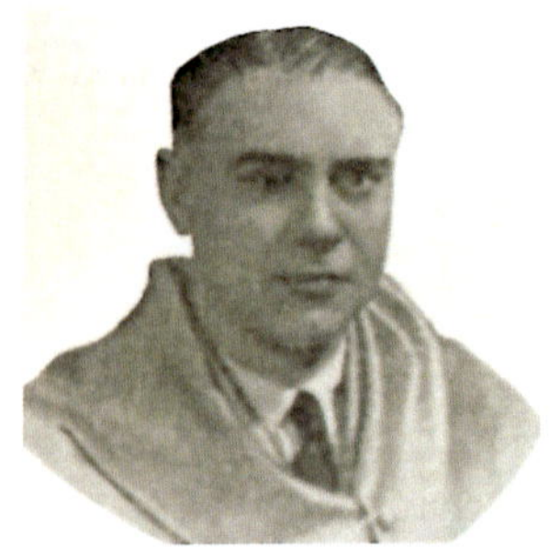

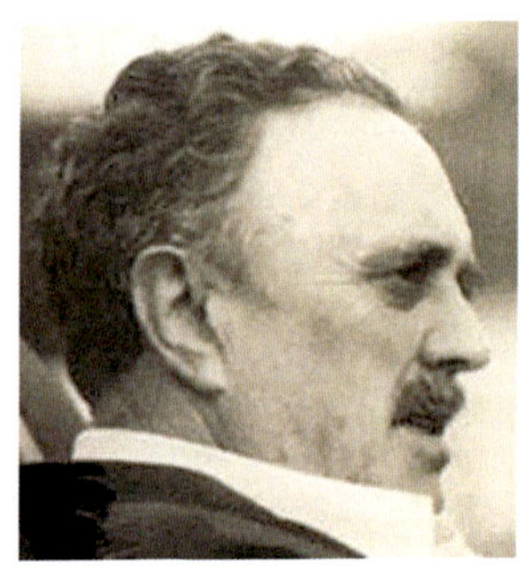

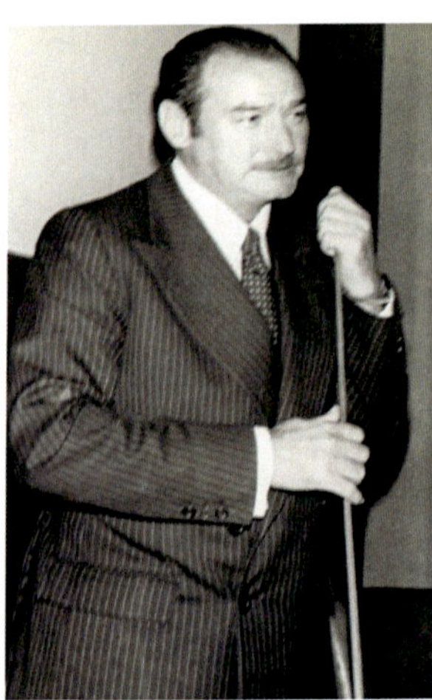

Figura 49. Dres. César Fernández Ruiz, Ramón Castillo Escandón y Francisco Barreiro Álvarez

todo el mundo como la Álvarez Mitral Valve y de la que se implantaron cientos de ejemplares por todo el mundo.

Desempeñó el cargo de jefe del Servicio de Cirugía Cardiaca del Hospital La Paz desde 1997 hasta su jubilación en 2001. Falleció en 2021 a los 90 años de edad.

Completan la lista de cirujanos asturianos desaparecidos que ejercieron mayoritaria o exclusivamente la profesión fuera de la región: el cirujano general y ginecólogo Antonio Sarmiento Cabal (Sotrondio, 1935 –Santander, 2014), el neurocirujano Manuel López-Escobar (Segovia, 1937 –Cádiz, 2013), el traumatólogo Eleuterio Cigarrán Rodríguez (San Tirso de Abres, 1943 - La Coruña, 2019) y el cirujano general, novelista e historiador Alejandro Fernández Alonso (Oviedo, 1958 - Menorca, 2013), que fue pionero en la isla balear de los tratamientos con oxígeno hiperbárico.

Capítulo Décimo

La revolución científica y tecnológica del siglo XXI. El futuro

En lo que corre de la centuria, la aplicación a los actos médicos de los revolucionarios conceptos de inteligencia artificial, manejo matemático de datos, aplicación de algoritmos, realidad virtual, nanotecnología, telecirugía (basada en la revolución en las comunicaciones), cirugía robótica, fotofarmacología, epigenética, humanización y personalización (por ejemplo, la técnica de los microtumores), supone un enfoque nunca vivido hasta ahora en la práctica quirúrgica. Otros avances *menores* sería superfluo relacionarlos.

Por evidentes razones cronológicas, en este siglo, del que aún no ha concluido su primer cuarto, la revisión histórica ha de referirse más bien a acontecimientos, procedimientos y descubrimientos que a personas pues, salvo excepciones, sus protagonistas están en pleno ejercicio de la profesión o jubilados, pero presentes. Sin ánimo de ser exhaustivos relacionamos a continuación los cambios más destacados.

En primer término, se ha desarrollado extraordinariamente la cirugía mayor ambulatoria (también conocida como *cirugía sin ingreso*) y la cirugía de alta resolución, que suponen un cambio drástico en la mecánica asistencial de los hospitales con las lógicas y positivas repercusiones en el bienestar de los pacientes y en la economía sanitaria.

La cirugía robótica, empleando el prestigiado robot quirúrgico Da Vinci, puede decirse que ya es de uso rutinario en los principales centros de la región.

La cirugía de implantes y trasplantes ha disparado su casuística y Asturias ha llegado a ser, en algún momento, la región española con mayor índice de donaciones. Merece un especial recuerdo el principal impulsor de la coordinación de trasplantes, el intensivista, ya fallecido, Dr. Jesús Otero Hernández.[132]

Asimismo, se han desarrollado de forma importante las técnicas de implantes de islotes de Langerhans (como cirujano del equipo el profesor Barneo) para el alivio e incluso la cura de la diabetes tipo I. La aplicación de células madre hematopoyéticas en las úlceras por presión mejora espectacularmente la vida de los pacientes parapléjicos gracias a un eficaz equipo de biólogos, al Servicio de Hematología, y a cirujanos como los Dres. Julián González Sarasúa y Ángel Pérez Arias.[133]

En **cirugía general y del aparato digestivo** destacaríamos la numerosa y exitosa casuística de la cirugía de la obesidad mórbida iniciada en 2002 por el Dr. Jesús González en el Centro Médico y por un equipo liderado por el Dr. Juan José González González, continuado actualmente por la Dra. Lourdes Sanz y su grupo, en el HUCA. Además de alguna técnica novedosa como, ejemplo destacado, la extracción de tumores del colon por vía vaginal (*cirugía sin bisturí*, aludiendo a que no quedan cicatrices visibles) iniciada por el Dr. Luis García Flórez. Los dos últimos conforman, junto al Dr. González-Pinto y la doctora Ana Llaneza, las cabezas visibles de las cuatro secciones en que se divide el Servicio de Cirugía General del HUCA con los doctores Lino Vázquez Velasco (recientemente jubilado) y José Granero Trancón como jefes de servicio.

Técnicas avanzadas en **cirugía ortopédica,** que han sido el motivo para que el HUCA sea centro de referencia nacional en sarcomas de miembros, han sido puestas en práctica por el Dr. Alejandro Braña Vigil, recientemente jubilado como jefe del servicio.

La **neurocirugía** ha sufrido avances muy importantes que generalmente conducen a una simplificación y disminución del trauma operatorio y a resolver problemas tan complejos como las cefaleas, las hernias discales cervicales, la enfermedad de Parkinson o la extirpación de tumores cerebrales con paciente despierto, es decir, técnicas cada vez menos agresivas (Dres. López, Torres, y Seijo). En algunos hospitales la cirugía del raquis es asumida, o compartida, por cirugía ortopédica y traumatología; en el HUCA llevan a cabo esta tarea los Dres. López, Bances, Paz y Torres, este último actualmente en el Centro Médico de Asturias.

También el **Servicio de Cirugía Maxilofacial** del HUCA es de referencia nacional en la cirugía y reconstrucción de tumores avanzados del macizo facial gracias a la pericia quirúrgica de los profesores Juan Carlos de Vicente Rodríguez y Luis María Junquera.

La **cirugía torácica y cardiaca, junto con la cirugía vascular** han introducido soluciones conservadoras, impensables hace unos años, a problemas hasta ahora insolubles o que precisaban de una arriesgada cirugía a tórax abierto; son ejemplos significativos la extirpación toracoscópica de tumores pulmonares (Dr. Aragón y su equipo), la sustitución de válvulas cardiacas por vía endovascular y la colocación de dispositivos para tratar las arritmias (Dr. Morís de la Tassa) o la colocación de endoprótesis aórticas autoexpandibles conjuntamente por las unidades de cirugía vascular y radiología intervencionista. Estas novedosas y menos agresivas técnicas confirman lo expuesto en la introducción a estas páginas de que la solución a problemas netamente quirúrgicos ha ido cambiando y es cada vez más difuminado el límite entre especialidades en función de los avances técnicos.

La **urología** ha experimentado avances notables tanto en las técnicas quirúrgicas, cada vez más conservadoras, como en el manejo de procesos tan importantes y frecuentes como el cáncer de próstata que ha visto incrementada de forma notable la supervivencia de los pacientes.

Lo mismo puede decirse de la **cirugía pediátrica** con la introducción de la cirugía intrauterina y la cada vez más frecuente cirugía endoscópica de las grandes cavidades orgánicas.

Finalmente, las **especialidades médico-quirúrgicas** han experimentado avances muy importantes: cirugía de las cámaras anterior y posterior del ojo (profesor L. Fernández-Vega y profesor J. Alfonso), cirugía laparoscópica y con abordaje vaginal en la ginecología (profesores Javier Ferrer, Plácido Llaneza y Secundino Villaverde) y, especialmente significativa, la cirugía de base de cráneo liderada por el servicio de ORL (profesores. C. Suárez Nieto y José Luis. Llorente Pendás) que mereció hacer al HUCA centro de referencia nacional para la cirugía de esta compleja región anatómica.

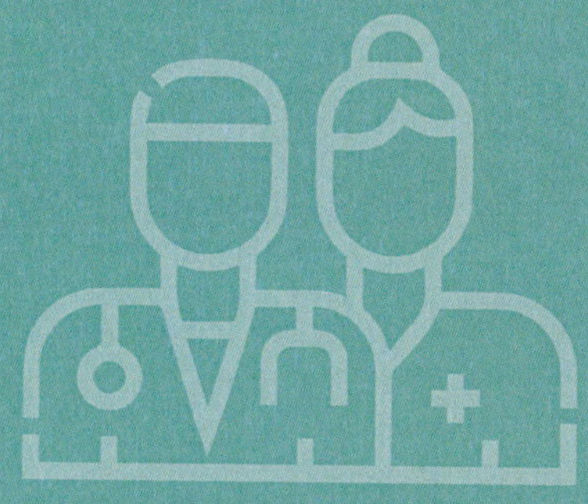

Miscelánea histórica de la cirugía asturiana

En este último apartado se contemplan la cirugía militar y la cirugía asturiana en misiones humanitarias. Los cirujanos escritores y artistas, que en un principio constituirían el tercer módulo de este apartado, ya han sido referidos en este aspecto en capítulos anteriores al hacerlo complementariamente cuando se les describe en su labor como cirujanos.

Cirugía militar en Asturias. Ya se ha expuesto la evolución de la cirugía militar hasta el final de la Guerra Civil y primeros años de la posguerra. Queda hacer referencia al extinguido Hospital Militar (fig. 50) situado en el barrio de Pumarín, inaugurado en 1946 y desaparecido físicamente en 1982. Defensa tenía que atender las necesidades sanitarias de los dos regimientos (Oviedo y Gijón) y de algún pequeño destacamento del Ejército de Tierra, las instalaciones de la Armada en Gijón y Avilés, la base aérea de Lugo de Llanera y los numerosos cuarteles de la Guardia Civil y de la Policía Armada. El Hospital Militar realizaba una intensa labor asistencial, ya que, además de los miembros de los cuerpos militares, debía atender a los trabajadores de las Fábricas de Armas de Oviedo y Trubia y a sus familias mientras cubría las necesidades del patronato militar de la Seguridad Social hasta que este patronato fue integrado en el Seguro Obligatorio de Enfermedad. En Asturias, una vez materializada esta integración, el Hospital fue derribado y en 1983 Defensa cedió su solar al Ayuntamiento de Oviedo.

El jefe del Servicio de Cirugía era el habilísimo cirujano integral, capitán médico y después comandante, Dr. Javier Pérez-Cepeda Piñeiro, asistido por el también capitán Antonio López-Cotarelo Villamil. El Dr. Cepeda había pasado una larga temporada en las colonias españolas africanas. El Dr. López-Cotarelo era hijo del general de división médico Dr. Antonio López Cotarelo (natural de San Tirso de Abres), jefe de la sanidad militar durante el cerco de Oviedo, después de la del frente occidental asturiano y finalmente de la sanidad militar española del

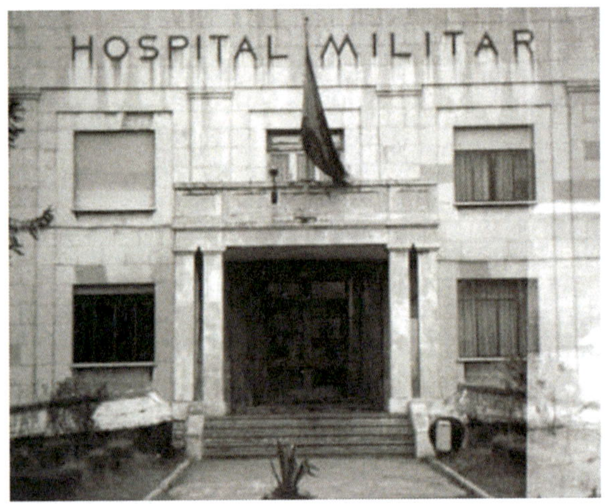

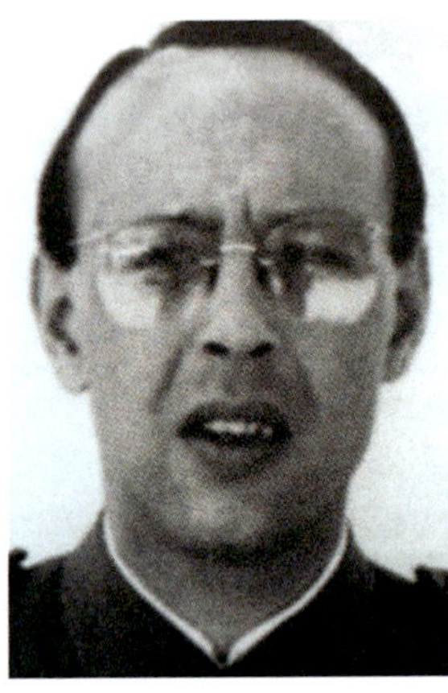

Figura 50. Hospital Militar de Oviedo y Dr. Pérez-Cepeda Piñeiro

Ejército de Tierra. De la mano de estos experimentados cirujanos dio sus primeros pasos en la cirugía el autor de estas líneas destinado en aquel centro como alférez de la milicia universitaria.

Cirujanos asturianos en misiones humanitarias. Asturias ha sido especialmente solidaria con organizaciones humanitarias que prestan ayuda a países deficitarios en servicios sanitarios diseminados por todo el mundo. La Asociación Medicus Mundi está implantada con fuerza en la región y, no en vano, ha tenido dos presidentes cirujanos, el Dr. Luis Estrada y el Dr. Luis Barneo. Actualmente la dirige la pediatra Dra. Isolina Riaño Galán a quien agradezco los valiosos datos que me ha aportado. En este sentido han sido numerosos los cirujanos asturianos que han dedicado esfuerzos a mitigar el sufrimiento en estos países y, aun a riesgo de que alguno se nos escape, relacionamos a todos aquellos de los que tenemos constancia siguiendo un orden que se aproxima a lo geográfico. Esta extraordinaria labor humanitaria ha sido interrumpida en varias ocasiones por las guerras y más recientemente por la pandemia del coronavirus que, afectando primeramente a Europa, ha frenado estas misiones especialmente en África para evitar la propagación hacia este continente.

Comenzando por nuestra propia nación es un deber de cortesía referir la **Asociación Mierense de Cocina Solidaria (AMICOS)**, fundada por un grupo liderado por el cirujano José Cardeñoso Ramos que proporcionaba alimento a los más desfavorecidos y a los transeúntes sin recursos. El Dr. Cardeñoso también hizo estancias de misión humanitaria en Honduras.

El Dr. Carlos Lisa y la optometrista Silvia García Peláez, de la Fundación del Instituto Oftalmológico Fernández-Vega, han iniciado y desarrollado una ingente labor en **Battambang (Camboya)** acudiendo a la llamada del jesuita gijonés Enrique Figaredo que ejerce de titular de aquella Prefectura, labor que sigue periódicamente activa con los miembros de dicha fundación que también se extiende a Marruecos y a Sudáfrica.[134]

Continente africano. Es donde más presente estuvo y está la cirugía asturiana humanitaria. En los campamentos del antiguo Sáhara español en **Tinduf** (Argelia), presta periódicamente ayuda un equipo de cirujanos asturianos liderado por el Dr. Pozo; organizada por la Asociación de Amigos del Sáhara y patrocinada por el Ayuntamiento de Oviedo, no solamente realiza intervenciones quirúrgicas, sino que preparan a fondo a médicos nativos del país[135] (fig. 51).

En **Benín**, la Asociación Amigos de Benín dirigida por P. Pedro Tardón, con la colaboración de Asociación Infancia y Cirugía de Dangbó, recibe inestimable apoyo periódicamente de un equipo vinculado al Hospital de Cabueñes, liderado por el jefe del Servicio de Ginecología, el Dr. Ángel Martínez Martín. También hizo estancias humanitarias en este país el cirujano pediátrico asturiano Juan Vázquez Estévez que además ha desarrollado una importante labor en **Filipinas,** en el hospital Sta. Josepha de Iriga City.

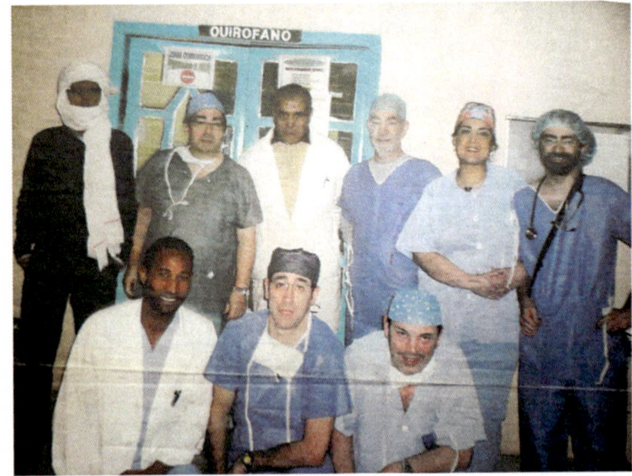

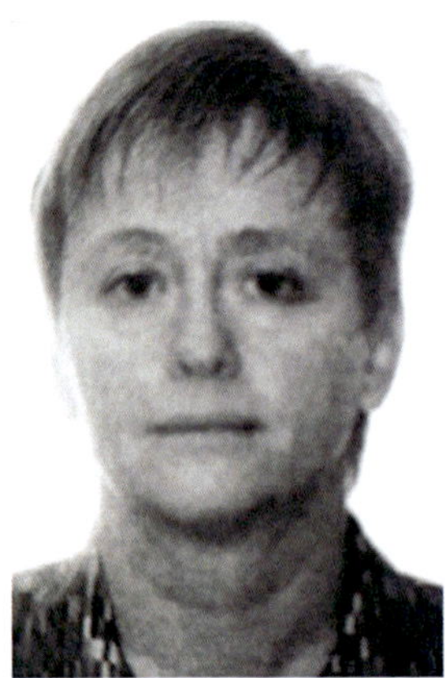

Figura 51. Cirujanos asturianos en Tinduf y la doctora Pilar Espina Fidalgo

La **Dra. Pilar Espina Fidalgo** (1951-2008), cirujana general fallecida en edad precoz, formada en la CSNSC de Oviedo y ejerciendo en los hospitales de Jarrio, Jove y Cabueñes, pasó muchas temporadas renunciando generosamente a sus vacaciones anuales y con varios permisos sin sueldo, para prestar ayuda en países deprimidos como Burkina Faso y Mozambique, en los que desarrolló una labor impagable[38] (fig. 51).

Burundi. Es el país donde mayor presencia tiene la medicina asturiana puesto que en la ciudad de Ntita se ha construido un hospital que recibe el nombre de *Hospital Asturias* soportado por Médicus Mundi Asturias. Los Dres. Luis Estrada, Luis Barneo, Ignacio Camblor y Siro Pérez, han permanecido en el país largas temporadas, especialmente el profesor Luis Barneo, que estuvo cerca de tres años. Este último, junto con el Dr. Siro Pérez, disfrutan hoy de merecida jubilación. El Dr. L. Estrada prestó además valiosa ayuda en Malawi en la misión que dirigía la Dra. I. Riaño y en Honduras (fig. 52).

En **Tanzania** el neurocirujano J. M. Torres se ha sumado a un proyecto humanitario organizado y soportado por la ONG dependiente del Weill Corner de Nueva York que imparte cursos de formación en Neurotraumatología en Dar-es-Salamm para formar a médicos y enfermeras nativos.

El **Servicio de Cirugía Pediátrica** de la CSNSC, de manera significativa con el Dr. José María García Crespo, ha desarrollado una ingente labor humanitaria de su especialidad en varios países del tercer mundo, especialmente en Bolivia.

En **Guatemala** (región del Quiché), el pediatra Germán Rodríguez, fundador de la Asociación SIRA, hace estancias periódicas anuales acompañándose de otros compañeros, entre ellos cirujanos de todas las especialidades, que resuelven multitud de problemas quirúrgicos en el segundo país más pobre de Latinoamérica. La **familia de oftalmólogos Bascarán** ha participado en misiones humanitarias en Bolivia y en la selva amazónica donde sus hermanos misioneros, Carlos y Carmen, pasaron la mayor parte de su vida.

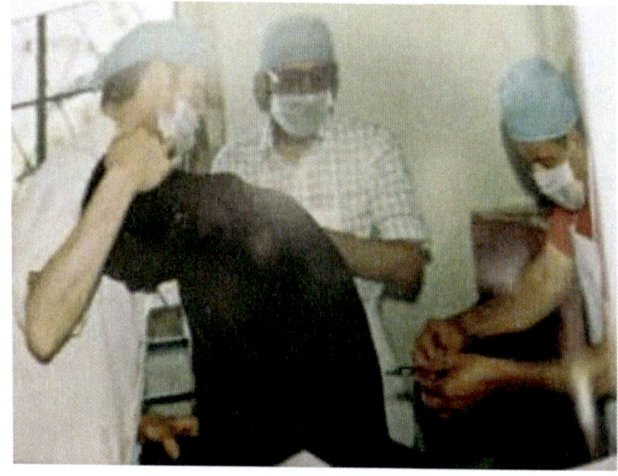

Figura 52. Los doctores L. Estrada, I. Camblor y W. Losa (anestesista) operando en Burundi

Finalmente, la **Dra. Carmen Marqués Fernández,** cirujana gijonesa con muchos años de práctica en la CSNSC de Oviedo, ha colaborado en misiones humanitarias en Bolivia y Perú.

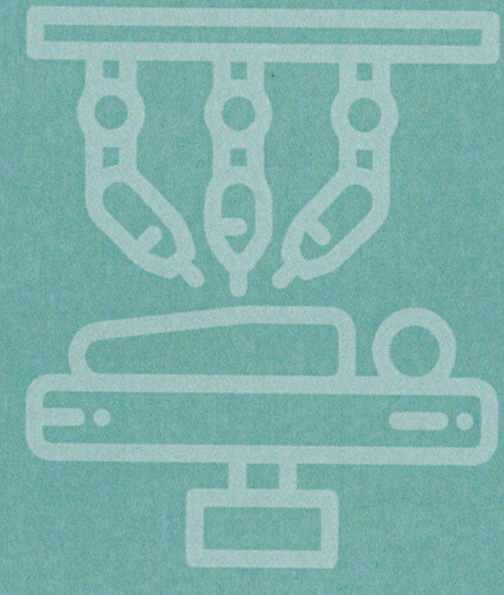

Epílogo

Tras esta revisión histórica de la cirugía y de los cirujanos asturianos, que seguramente adolece de bastantes errores y omisiones (que ruego al lector sepa disculpar), las reflexiones finales a las que se ha llegado son las que siguen:

La primera, que nada de la ingente obra quirúrgica que se ha expuesto a lo largo de la exposición en ningún momento es obra exclusiva de una persona, de una especialidad o de una profesión. En este sentido quiero dedicar un recuerdo de gratitud a los especialistas en anestesiología y a la enfermería quirúrgica, como los más cercanos al cirujano en el desempeño de su labor, personalizándolo en el Dr. Feliciano Gutiérrez, jefe de anestesiología, y en la enfermería del quirófano de cirugía general del HUCA (fig. 53).

La segunda, que cuando se profundiza en la labor de los cirujanos que nos precedieron, de forma especial durante los periodos bélicos, estremece auténticamente pensar cuánta entrega, cuánto esfuerzo y cuánto sacrificio han dedicado a la profesión.

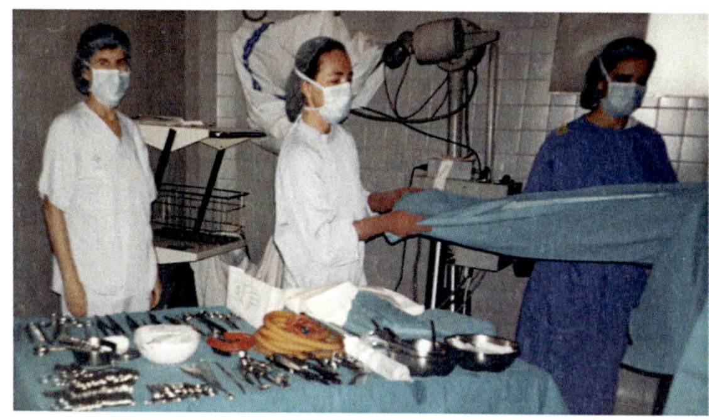

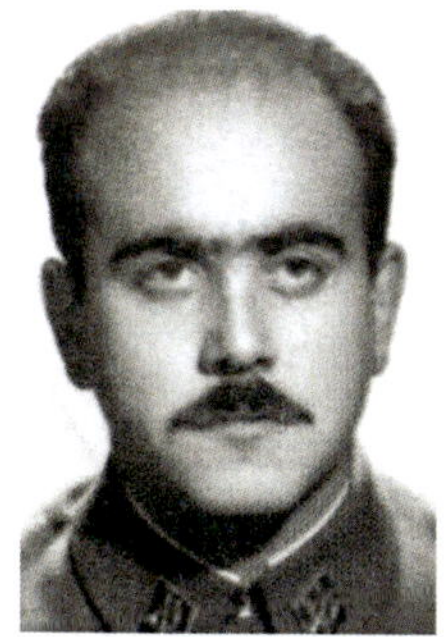

Figura 53. Dr. Feliciano Gutiérrez y enfermería de cirugía general del HUCA

Finalmente, en cuanto al interrogante que se planteaba al introducir este trabajo, de si habría suficiente contenido en la cirugía asturiana como para escribir su historia la respuesta es, igualmente que adelantábamos entonces, rotundamente afirmativa y con momentos estelares auténticamente apasionantes.

Oviedo, noviembre de 2023

Post scriptum:

Cuando ya estaba esta obra a punto de entrar en imprenta nos llega la noticia del fallecimiento del profesor Juan Murube del Castillo. Había nacido en Gijón en 1934 y falleció en Sevilla el día 9 de enero de 2024. Había sido médico militar en las colonias africanas, Zaragoza y Las Palmas. Fue catedrático de Oftalmología en Zaragoza y en Alcalá de Henares y jefe del Servicio de Oftalmología del Hospital Ramón y Cajal de Madrid.

Bibliografía

1. Laín Entralgo P. *Historia de la Medicina*. Salvat. Barcelona, 1982.

2. Clark Geofrey A. *El Asturiense Cantábrico. Bibliotheca Prehistórica Hispana*. Consejo Superior de Investigaciones Científicas. Madrid, 1976.

3. Egocheaga J. E. «Los fósiles del hombre de Sidrón». Real Instituto de Estudios Asturianos (en adelante ridea) (discurso de ingreso). Oviedo, 2002.

4. De Blas Cortina M. A., Suárez Fernández M. *Las explotaciones de cobre en la Sierra del Aramo (Riosa, Asturias), ca. 2500-1400 a. de C.* ridea, Oviedo, 2022.

5. Fernández Tresguerres J. A. *Astures y Romanos: nuevas perspectivas*. ridea, Oviedo, 2007.

6. Villa Valdés A, Rodríguez del Cueto F. *Arqueología castreña en Asturias.* Fundación Valdés Salas. Salas (Asturias), 2019.

7. Tolivar Faes J. *Historia de la Medicina en Asturias*. Ayalga ediciones. Salinas (Asturias), 1976.

8. Cabal González M. *Hospitales antiguos de Oviedo*. Instituto de Estudios Asturianos. (en adelante idea), Oviedo, 1985.

9. Sanz Fuentes M. J. «El Hospital de San Juan de Oviedo en la Edad Media. Nuevos documentos para su historia» (discurso de ingreso). ridea, Oviedo, 1997.

10. Canella Secades F. *El libro de Oviedo*. Imprenta de Vicente Brid. Oviedo, 1887.

11. Risco Fr. M. *España Sagrada. Asturias*. T. XXXVIIII. Oficina de la viuda é hijo de Marín. Madrid, 1795.

12. Fernández Ruiz C. *Historia Médica del Principado de Asturias*. idea Oviedo, 1965.

13. Rico Avello C. *Miscelánea Asturiana*. Ayalga ediciones. Salinas (Asturias), 1989.

14. Samaniego Burgos J. A. *Anecdotario social y criminal de Asturias*. Ayalga ediciones. Salinas (Asturias), 1978.

15. Tuero Bertrand F. *La Junta General del Principado de Asturias*. Ayalga ediciones. Salinas (Asturias), 1978.

16. González del Valle G. Auto del juez López de Miranda. Archivo Histórico Provincial 6949, fols. s. n. rv. 1647. *Ibid*., fol. 28r. (Cortesía del profesor J. García Sánchez)

17. Libro de Actas Capitulares, sign. 26, fol. 12r. 1647. (Cortesía del profesor J. García Sánchez)

18. Gran Enciclopedia Asturiana. Tomo V. p. 14. Silverio Cañada, Editor. Gijón, 1982.

19. Archivo Histórico de Asturias. Fondo Oviedo. Signaturas 7475, 7529 y 7530. Años 1677, 1679 y 1681. (Cortesía del profesor J. García Sánchez).

20. Archivo Histórico de Asturias. Fondo Oviedo. Signatura 7835. Año 1697. (Cortesía del profesor J. García Sánchez).

21. Martínez Rodríguez E. «La Cirugía Asturiana en la Ilustración» (discurso de ingreso). ridea. Oviedo, 2003.

22. Sánchez-Blanco Parody F. *Europa y el pensamiento español del siglo xviii.* Alianza Editorial. Madrid, 1991.

23. Cabal M. «Documentos inéditos de D. Gaspar Casal: recetas médicas y testamento». *Boletín del Instituto de Estudios Asturianos* (en adelante *bidea*). Oviedo, 1985; 39:820-834.

24. Tolivar Faes J. *Oviedo, 1705*. idea. Oviedo, 1981.

25. Villa Río P. *Casal en Oviedo. Estudio documental de los médicos, cirujanos y boticarios de Oviedo en el siglo xviii*. idea. Oviedo, 1967.

26. Martínez Rodríguez E. «Cirujanos franceses en Asturias en la era ilustrada». *BIDEA*. Oviedo, 2013: 181-182: 133-146.

27. Villamil y Lagares B. J. *Libro de Memoria y Quenta de la Casa de As Nogueiras*. f30v. Serantes (Castropol) 1705. (Cortesía del Dr. A. López-Cotarelo Villamil).

28. Martínez Rodríguez E. «El peregrinaje jacobeo del cirujano francés Jean D'Elgart», en Sanz Fuentes M. J. *Caminos y Peregrinos*. ridea. Oviedo, 2005, pp. 99-110.

29. Casal G. *Historia Natural y Médica del Principado de Asturias*. Oficina de Manuel Martín. Madrid 1762. Segunda reedición. Diputación Provincial. Oviedo, 1959.

30. Feijoo B. J. *Cartas eruditas y curiosas*, t. II, carta 16, 13, 220. Edición digital. Biblioteca Feijoniana. Proyecto «Filosofía en Español». www.filosofía.org. Oviedo, 1998.

31. Aces B. de. *El mal de la rosa. Páginas sobrantes de una historia*. Imprenta Gofer. Oviedo, 1990.

32. García Sánchez J. *La Medicina en la Universidad de Oviedo (siglo xviii)*. Universidad de Oviedo. Servicio de Publicaciones. Oviedo, 1996. T. I, p. 27.

33. Martínez Rodríguez E. «Fray Benito Jerónimo Feijoo y la ciencia biomédica del siglo xviii». *BIDEA*. Oviedo, 2015: pp. 185-186: 133-147.

34. Feijoo B. J. «Dedicatoria al Rey Fernando VI». *Cartas eruditas y curiosas*. T. III.

35. Feijoo B. J. *Teatro crítico universal*, t. vii, disc. 15, 13, 368. Biblioteca Feijoniana.

36. Martínez Rodríguez E. «El Padre Feijoo y la Cirugía». *Boletín de Ciencias* ridea. Oviedo, 2006-9.

37. Anderson R. G. «Benito Feijoo, Medical Disenchanter of Spain». *Journal of the History of Medicine*, n.° 55, 2000, pp. 67-79.

38. Martínez Rodríguez E. «Los cirujanos del occidente de Asturias», en *Pasión por Asturias*. Libro homenaje a José Luis Pérez de Castro. ridea. Oviedo, 2013, pp. 749-765.

39. García Jove L. «Historia del Concejo de San Martín del Rey Aurelio». Manuscrito premiado en concurso convocado por el Ayuntamiento y no publicado. San Martín del Rey Aurelio, 1956.

40. Martínez Rodríguez E. «Cirujanos asturianos en los Reales Colegios de Cirugía del siglo xviii)», Real Academia de Medicina del distrito universitario de Asturias y León (discurso de ingreso). Oviedo, 1994.

41. González Posada C. «Biblioteca Asturiana o Noticia de los Autores Asturianos». *Monumenta Histórica Asturiensia*, vol. viii. Gijón, 1980.

42. Riera J. *Cirugía española ilustrada y su comunicación con Europa*. Universidad de Valladolid. Secretariado de Publicaciones. Valladolid 1976.

43. Massons J. M. *Historia de la Sanidad Militar Española*. Ediciones Pomar-Corredor S. A. Barcelona, 1994, t. 1, pp. 313-314.

44. Velasco D. y Villaverde F. *Curso Theórico-Práctico de Operaciones de Cirugía*. Imprenta de Joaquín Ibarra. Madrid, 1763.

45. Villaverde F. *Operaciones de Cirugía, según la mas selecta doctrina de*

antiguos, y modernos, dispuesta para uso de los Reales Colegios. Viuda de Ibarra, Hijos y Compañía. Madrid 1788.

46. Archivo de la Facultad de Medicina de Cádiz. Libro 12. *Libro 2.° del Processum Collegiarum*. Folios 29 y 49 (Cortesía del profesor J. García Sánchez).

47. Márquez Espinós C. *Las Juntas Literarias del Real Colegio de Cirugía de Cádiz*. Servicio de Publicaciones. Universidad de Cádiz, 1986.

48. Archivo Histórico Diocesano. Signatura 25.2.3. (Cortesía del profesor J. García Sánchez).

49. «Cirujanos de la Real Armada que pasaron a ser privados». www.iisunam.mx/nuevos/rdzsala/Privados.

50. Álvarez-Sierra J. *Historia de la Cirugía Española*. Artes Gráficas Diana. Madrid, 1961, p. 223.

51. Martínez Rodríguez E. «Los estudios de Medicina en la Universidad de Oviedo. De las Cátedras del siglo xviii a la actual Facultad». *Boletín de Ciencias RIDEA*. n.° 52. Oviedo, 2011-12. pp. 147-159.

52. Canella Secades F. *Historia de la Universidad de Oviedo*. Reedición. Servicio de Publicaciones de la Universidad de Oviedo. Oviedo,1995.

53. Archivo Facultad de Medicina de Cádiz. *Procesuum Collegiarum*, libro 2.°, f26r (Cortesía del profesor J. García Sánchez).

54. Cabal M. *La Sanidad en la Guerra de la Independencia en Asturias. Hospitales, médicos y difuntos. 1808 1812*. Editorial Stella. Oviedo, 1992.

55. García E. *El Hospital de Jove. Los doscientos años de una Institución*. Fundación Hospital de Jove. Gijón, 2004.

56. Rodríguez Fernández P. *La Guerra de la Independencia en Asturias. Monu-*

menta Histórica Asturiensia, vol. XXVIII. Gijón, 1991.

57. ROJO A. «Dominique Larrey en España (1808-1809)». *Medicina & Historia*, cuarta época, n.° 4, Barcelona, 2008.

58. LARREY D. J. *Memoires de Chirurgie Militaire, et Campagnes*. Tome III. Chez J. Smith, rue de Bondy, n.o 40. Et Chez F. Buisson, Libraire, rue Git-le-Coeur, n.° 10. París, 1812, pp. 268-270.

59. RODRÍGUEZ-VIGIL RUBIO J. L. *El Servicio Público Sanitario en Asturias. Origen y primer despliegue (1833-1930)*. RIDEA. Oviedo, 2007.

60. RENDUELES LLANOS E. *Memoria del Hospital de Caridad de Gijón*. Gijón 1865.

61. VARIOS AUTORES. *Asturias concejo a concejo. Llanes y Ribadedeva*. RIDEA. Oviedo, 1993.

62. CABAL M. *100 Médicos Asturianos*. 2.ª serie. Imprenta La Cruz. Oviedo,1988.

63. ALBA C. «El ejercicio de la Medicina en Luarca durante un siglo. Tres médicos que en ella sobresalieron: los Dres. Piedra, Ríos y Landeira». *Medicina Asturiana*, n.° 5, mayo-junio, 1967, pp. 172-177.

64. SUÁREZ CONSTANTINO, *el Españolito*. «Bellmunt Octavio». *Escritores y artistas asturianos. Índice bio-bibliográfico*. T. II. Imprenta Sáez Hermanos. Madrid, 1936. pp. 73-76.

65. MARTÍNEZ E. «Centenario de la muerte del Dr. Bellmunt». *Boletín de Ciencias de la naturaleza*. RIDEA. Oviedo, 2010; 51: 179-180.

66. MARTÍNEZ RODRÍGUEZ E. «La labor científica y profesional del Doctor Octavio Bellmunt y Traver». *Boletín de ciencias, naturaleza, y tecnología*. RIDEA. Oviedo, 2019; 54: 47-56.

67. Cabal M. *Un siglo de Medicina Asturiana*. Gráficas Summa S. A. Oviedo, 1978.

68. López Gago M. J. *Salud pública y organización sanitaria en Gijón (1874-1914)*. Ayuntamiento de Gijón. Fundación Municipal de Servicios Sociales. Ediciones Nobel S. A. Oviedo, 2000.

69. Martínez E. «González Olivares, pionero de la anestesia. El cirujano ovetense, poco conocido en su casa, fue pionero en el uso del éter y del cloroformo». Diario *La Nueva España*. Oviedo, 8 de julio de 2019, p. 9.

70. Vitoria M. «Introducción de la Anestesia científica en España. Los médicos y su contribución». *Gaceta Médica de Bilbao*, 78, n.° 9. Septiembre de 1981, pp. 531-575.

71. Martínez E. «Ambrosio Rodríguez, un destacado y polifacético cirujano asturiano de entre los siglos xix y xx». Diario *La Nueva España*. Oviedo, 20 de agosto de 2019. P. 28.

72. Sarandeses Francisco. *Conseyu sobre el casoriu*. Editorial Richard Grandío. Oviedo, 1974.

73. Cabal M. *100 Médicos Asturianos*. Editorial Richard Grandío. Oviedo, 1976.

74. Ramos A. «Diario de la vida militar de un general. El frente asturiano». Manuscrito no publicado. Madrid, 2011.

75. Morán Cifuentes B. «Equipo quirúrgico de Traumatología», en *Los Médicos y la Medicina en la Guerra Civil Española*, Laboratorios Beecham. Madrid 1986, pp. 169-176

76. Vallina García V. «La Cirugía en Asturias durante la Guerra Civil» en *Los médicos y la medicina en la Guerra Civil española*. Laboratorios Beecham. Madrid, 1986, pp. 261-278.

77. De Ávila L. J. *Uno de los nuestros. D. Vicente Vallina, el médico de los mineros*». Ediciones Nobel. Oviedo, 1999.

78. Crónica de Gijón. «Benigno Morán Cifuentes». Diario *El Comercio*, edición digital. Gijón, 19 de septiembre de 2016.

79. Martínez E. «Cirujanos en Cuba de ascendencia o cuna asturiana. Un elenco de profesionales que han tejido una fructífera relación entre el Principado y el país caribeño». Diario *La Nueva España*. Suplemento Salud. Oviedo, 18 de agosto de 2023, pp. 14-15.

80. Martínez E. «Julián Clavería, pionero de la Urología en Asturias. El 75.° aniversario de la muerte del insigne cirujano y el traslado del busto que lo recuerda en el viejo huca». Diario *La Nueva España*. Oviedo, 2 de octubre de 2018, pp. 26-27.

81. Garnacho Escayo M. «Anita Tomasón: flores de casa», en *Caleyes con oficiu*. Editorial Trabe. Oviedo, 2004. pp. 295-297.

82. González Prieto L. A. «Cuando los moros conquistaron Covadonga». Diario *La Nueva España*. Suplemento dominical. Oviedo. 19 de agosto de 2017, pp. 2-3.

83. García E. «Jesús Martín, el médico asturiano que reconstruía los rostros de la guerra». Diario *La Nueva España*. Suplemento *Siglo XXI*. Oviedo, 16 de febrero de 2014, p. 15.

84. Aza González J. *Monumentos a Médicos en Asturias*. Colegio Oficial de Médicos. Oviedo, 2008.

85. Vallina García V. «Perspectiva histórica de la asistencia a los traumatismos laborales» en: E. Martínez Rodríguez y J. Paz Jiménez *Avances en la asistencia al paciente traumatizado*. Servicio de Publicaciones, Universidad de Oviedo. Oviedo, 1992. pp. 29-64.

86. Acebo Gómez C. «Egidio Gavito Bustamante, un hombre de progreso». Diario *El Oriente de Asturias*. Llanes, 2000. pp. 89-95.

87. García E. «Luz verde para el primer trasplante de antebrazo en Asturias». Diario *La Nueva España*. Oviedo, 29 de octubre de 2011.

88. Álvarez P. «1983: «Memoria de un trasplante pionero». Diario *La Nueva España*. Oviedo, 14 de febrero de 2009. p. 55.

89. Álvarez P. «La sanidad asturiana realiza el primer trasplante renal proveniente de un donante vivo». Diario *La Nueva España*. Oviedo, 4 de mayo de 2005. pp. 49-50.

90. Álvarez P. «El trasplante de corazón en Asturias cumple una década, con una supervivencia del 60 %». Diario *La Nueva España*. Oviedo, 1 de febrero de 2008. p. 62.

91. «Una semana de esperanzas». Diario *La Nueva España*. Oviedo, 21 de abril de 2002. p. 49.

92. García E. «Trasplante de hígado número 300». Diario *La Nueva España*. Oviedo, 12 de febrero de 2011, p. 62.

93. Villacorta A. «En España los trasplantes se hacen de forma responsable, no como en EE. UU.». Diario *El Comercio*. Gijón, 10 de octubre de 2008.

94. Llorente Pendás J. L. «Tratamiento quirúrgico de la patología nasosinusal y base de cráneo» Real Academia de Medicina del Principado de Asturias (discurso de ingreso). Oviedo, 2010.

95. González González J. J. «La obesidad en la Historia de la Cirugía». Real Academia de Medicina del principado de Asturias (discurso de ingreso). Oviedo, 2007.

96. Seijo Fernández F. «Historia de la Neurocirugía de la Enfermedad de Parkinson en Asturias». Real Academia de

Medicina del Principado de Asturias (discurso de ingreso). Oviedo, 2012.

97. García Morán J. «Recuerdo de Patología Digestiva». *Medicina asturiana,* Oviedo, n.os 49 y 50 (1974), 52 y 55 (1975) y 58 (1976).

98. Cabal M. *100 Médicos Asturianos*. Editorial Stella. Oviedo, 1991.

99. Cabal M. *Orfanato Minero-Hospital Provincial (1937-1961).* Imprenta Gofer. Oviedo, 1994.

100. Martínez E. «Los cirujanos de San Martín del Rey Aurelio». Diario *La Nueva España*. Oviedo, 22 de noviembre de 2023.

101. Estrada L. *Cirugía de las neoplasias del páncreas*. Ed. Paz Montalvo. Madrid, 1959.

102. Estrada González L. *El páncreas en la Historia de la Cirugía*. Real Academia de Medicina de Distrito (discurso de ingreso) Editorial Richard Grandío. Oviedo, 1973.

103. Sabater Ortí L, Martín-Pérez E, Artigas Raventós V. «Inicios de la cirugía pancreática oncológica en España (1950-1970), Un tributo a los pioneros». *Cirugía Española*, vol. 95, n.° 4, Madrid, 2017, pp. 190-198.

104. Martínez E. «Una vocación médica nacida en la guerra. Homenaje al cirujano Luis Estrada en el centenario de su nacimiento». Diario *La Nueva España*. Oviedo, 28 de junio de 2022. p. 8.

105. Quirós Isla P. «Homenaje al Dr. D. Francisco García Díaz». *Medicina Asturiana,* Oviedo, marzo-abril de 1967 (n.° 4). pp. 103-108.

106. Paz Jiménez J. «La traumatología asturiana a través de la obra de los doctores Francisco García Díaz y Vicente Vallina». Real Academia de Medicina del Principado de Asturias (discurso de ingreso). Oviedo, 2005.

107. Paz Jiménez J. «Dr. Alejo Rodríguez de la Rúa». *Revista Española de Cirugía Ortopédica y traumatología.* Madrid, mayo de 2005. V. 49. p. 217.

108. Montes Mortera S. «La Cirugía Ortopédica y Traumatología en el 2000». Real Academia de Medicina de los distritos de Asturias y León. (discurso de ingreso). Oviedo, 1997.

109. Martínez E. «En el centenario del nacimiento del doctor Vicente Vallina». Diario *La Nueva España.* Sección Tribuna. Oviedo, 30 de diciembre de 2014.

110. «Médicos alleranos en América. Diario *La Nueva España*. Sección Tribuna. Oviedo, 31 de octubre de 2011.

111. «Álvarez Bigotes, Jefe de Cirugía Plástica del Hospital». Hace 50 años. Diario *La Nueva España*. Oviedo, 3 de junio de 2013.

112. Martínez M. *Historia de la angiología y cirugía vascular en España*. Sociedad Española de Angiología y Cirugía Vascular. Editorial Glosa. Barcelona, 2010, pp. 1-8.

113. Gutiérrez Julián J. M. «Cincuenta años del Servicio de Angiología y Cirugía Vascular del Hospital Universitario Central de Asturias (huca) de Oviedo (1963-2013)». *Revista del Colegio Oficial de Médicos de Asturias*. Oviedo, julio de 2013, pp. 36-37.

113. Gutiérrez Julián J. M. «Asturias y su impacto en la angiología y cirugía vascular española». Real Academia de Medicina del Principado de Asturias (discurso de ingreso). Oviedo, 2012.

115. Izquierdo Rubín J. *Apuntes de los primeros pasos de la Neurocirugía en Asturias y de una época difícil de olvidar.* Editorial IDAG. Oviedo, 1954.

116. Llorente Pendás S. «Origen y evolución de la cirugía oral y maxilofacial». Real Academia de medicina del Principado de Asturias (discurso de ingreso). Oviedo, 2021.

117. Somovilla M. *Hospital General de Asturias. Crónica de un cuarto de siglo (1961-1986)*. Principado de Asturias. Consejería de Sanidad. Servicio de Publicaciones. Oviedo, 1987.

118. «Filmada una operación quirúrgica». Diario *La Nueva España*, Oviedo, 17 de mayo de 1952.

119. «Sigifredo Viejo Fernández». Necrológica. *Medicina Asturiana*. Oviedo, mayo-junio de 1972.

120. Pérez Albacete M. *Cien figuras de la Urología Española*. Tipografía San Francisco. Murcia, 2005. p. 18.

121. Junceda Moreno J. «De algunos naviegos esforzados y de las epidemias». *Revista del Colegio Oficial de* Médicos de Asturias. Octubre de 2020, pp. 36-38.

122. «Fallece el oftalmólogo Antonio Bajo Fuente, de la Clínica Bajo-Castro». Diario *El Comercio*. Gijón, 5 de enero de 2019.

123. «Luis Fernández Escandón». Necrológica. *Medicina Asturiana*. Oviedo, enero-febrero de 1970.

124. «Ignacio Domínguez-Gil Menéndez Valdés». Necrológica. *Medicina Asturiana*. Oviedo, enero-febrero de 1970.

125. Guisasola Pírez T. «Tomás Tinturé Mata». Necrológica. *Medicina Asturiana*. Oviedo, septiembre-octubre 1967.

126. Montalvo M. B. «Pilar Echevarría Labandera». Necrológica. Diario *La Nueva España*. Oviedo, 7 de marzo de 1977.

127. Alba C. «Manuel Cueto Guisasola». Necrológica. *Medicina Asturiana*. Oviedo, noviembre-diciembre 1970.

128. Fernández Ruiz C. «Cosas y hombres de la Tocoginecología asturiana». *Medicina Asturiana*. Oviedo, septiembre-octubre 1966, pp. 3-13.

129. Quirós Isla P. «Dr. César Fernández Ruiz». Necrológica. *Medicina Asturiana.* Oviedo, noviembre-diciembre de 1966.

130. Álvarez-Sierra J. *Historia de la Cirugía Española*. Artes Gráficas Diana. Madrid, 1961. pp. 363-364.

131. Morán J. «Santiago Gómez-Morán, cirujano jubilado». Diario *La Nueva España*. Oviedo, 12-13 de junio de 2001.

132. Álvarez P. «Asturias alcanzó el último día de 2007 las 52 donaciones de órganos, máxima cifra anual». Diario *La Nueva España*. Oviedo, 2 de enero de 2008, p. 45.

133. Pérez Arias A. «Medicina regenerativa en cirugía plástica: papel de las células madre hematopoyéticas en úlceras por presión de lesionados medulares». Real Academia de Medicina del Principado de Asturias (discurso de ingreso). Oviedo, 2012.

134. «Luz en la oscuridad». *Revista del Instituto Oftalmológico Fernández-Vega*. Oviedo, tercer trimestre de 2010. pp. 14-17.

135. Fidalgo A. «Un quirófano en el desierto». Diario *La Nueva España*. Suplemento Oviedo y Centro. Oviedo, 7-marzo-2009. pp. 1-2.